大医传承实录丛书

《孩子发烧怎么办》新解

——附本能育儿经

郭生白　郭达成　著

全国百佳图书出版单位
中国中医药出版社
·北京·

图书在版编目（CIP）数据

《孩子发烧怎么办》新解：附本能育儿经／郭生白，
郭达成著 . —北京：中国中医药出版社，2021.8
（大医传承实录丛书）
ISBN 978-7-5132-7059-5

Ⅰ.①孩… Ⅱ.①郭… ②郭… Ⅲ.①小儿疾病—发
热—防治 Ⅳ.①R720.597

中国版本图书馆 CIP 数据核字（2021）第 138273 号

中国中医药出版社出版

北京经济技术开发区科创十三街 31 号院二区 8 号楼
邮政编码 100176
传真 010-64405721
河北品睿印刷有限公司印刷
各地新华书店经销

开本 787×1092 1/16 印张 11.75 彩插 1 字数 231 千字
2021 年 8 月第 1 版 2021 年 8 月第 1 次印刷
书号 ISBN 978-7-5132-7059-5

定价 58.00 元
网址 www.cptcm.com

服 务 热 线 010-64405720
购 书 热 线 010-89535836
维 权 打 假 010-64405753

微信服务号 zgzyycbs
微商城网址 https://kdt.im/LIdUGr
官方微博 http://e.weibo.com/cptcm
天猫旗舰店网址 https://zgzyycbs.tmall.com

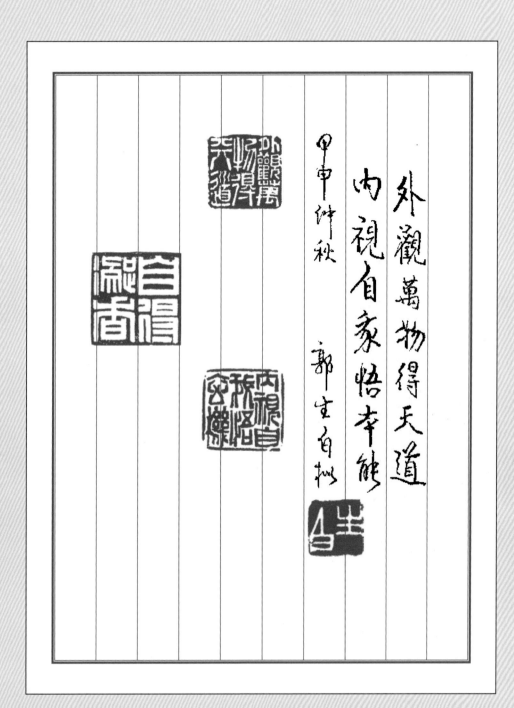

外觀萬物得天道
內視自家悟本能

甲申仲秋　郭生白樹

郭生白手书一

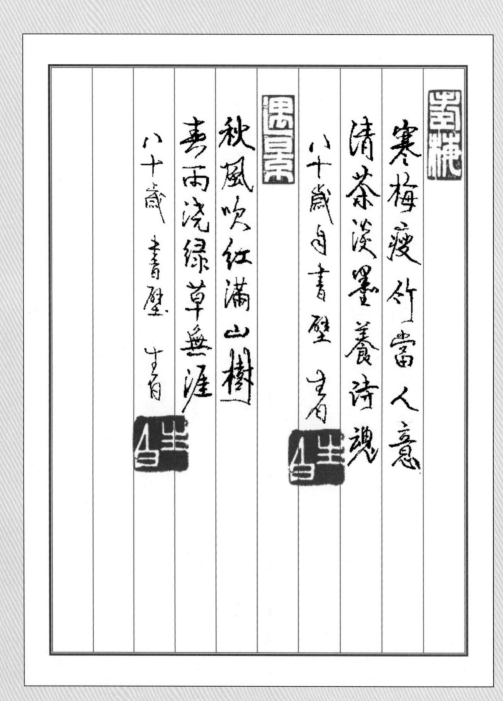

寒梅瘦竹當人意
清茶淡墨養詩魂
八十歲自書壁 青白

秋風吹紅滿山樹
春雨浇绿草無涯
八十歲 書壁 青白

郭生白手书二

中医如果把常见病、多发病写清楚说明白。教会治法，知道禁忌，传播到人人手中。使人人都知道医，有病自家治。便没有因服用化学药中毒而死，便没有看病难，治病贵的生活难题，也没有了假医假药的社会问题。全民健康从这儿开始。

郭生白自语

郭生白手书三

「天人合一」是什么意义？宇宙万物合为一体；你中有我，我中有你，你便是我，我也是你。为什么能合一？万物只有两物，一阴一阳而已。阴阳有合一性，相互吸引而为一。所以有阴阳离合而生杀；相互依赖而生存；相互制约而均势；相互变化而长新；终始嗣续而永恒。此五行运动而有天人合一。「天人合一」中有此五行运动。这是中华民族最大的智慧，中华三大文化体系的思想核心！

郭生白诗

郭生白手书四

人要认识自己才能保护自己。

人类都有排异系统，对体内产生的废弃物，以及体外侵入的有害物、病菌、病毒之类都会排出体外，因此排异系统是人的生命保护系统。比如麻疹、流感发热，就是我们排异系统要汗腺微血管排出病理物质。我们不了解自己的本能排异系统，反而去用物理方法、化学方法退热破坏了排异本能，丧失了生命，或造成其它恶果。

郭生白手书五

我们为什么要发动"大医传承"

当前治病难、治病贵、社会上假医、假药，因病而家破人亡、因病致贫，以及因病而引发的诸多伦理问题、社会问题，是什么原因造成？是人口总数百分之九十五的病人造成！中国十二亿九千万病人又是怎么样造成的？是因为有病治不好，所用的化学药又制造了药源性疾病，不会治病的医还在造成医源性病患。追本溯源是缺少善治病的医生。

郭生白语

中医非中国之中，乃中道、中庸、中和执中之中医。中是不偏不倚不卑不亢，均势、平衡、升降有节，出入有序，阴平阳秘，为生命之常道。离此中道，为生命变。变则病，中则愈。中医执其中，百病不生，令人登寿域。此中医之中，所谓汉医、国医，都不能说明中医的内涵。

辛卯届夏 郭生白自语

郭生白手书七

態勢趨勢

物有象，象是静止的物。態是能动的象。心是动而不休的物，所以態从能心為態。动態必有势，势是態所表现出来的能力的趋势，或向。势的趋向是我洞察事物运动在多方面多条件的依赖制约、变化中表现出自然规律发展方向。我们就是根据事物的自然趋势去顺势引导它，去解决问题。比如中医用汗吐下和等方法治病都是顺势利导的方法。

郭生白手书八

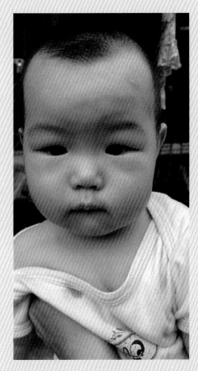

案例 1 图片　王美月的宝宝

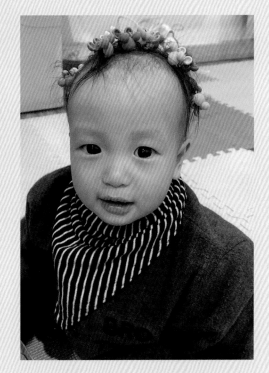

案例 3 图片　李姗姗的女儿

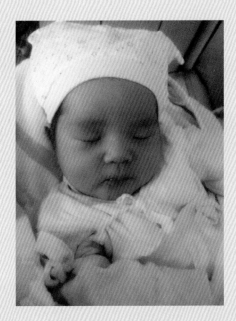

案例 4 图片　向晨的宝宝

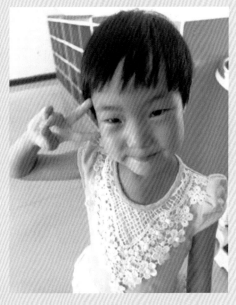

案例 5 图片　赵莲桦的小女儿

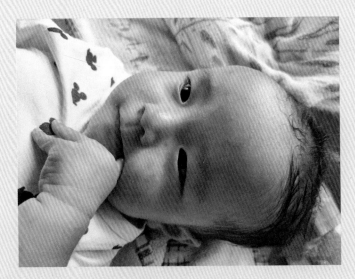

案例 10 图片 1　婴儿出疹子（一）

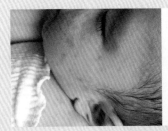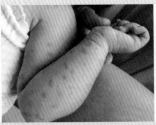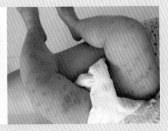

案例 10 图片 2　婴儿出疹子（二）

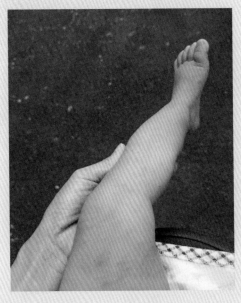

案例 10 图片 3　婴儿疹子基本消退（三）

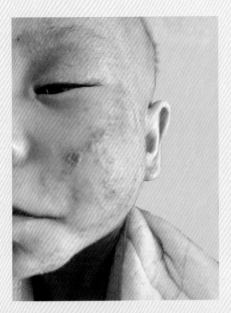

案例 15 图片 1　湿疹调理前（一）

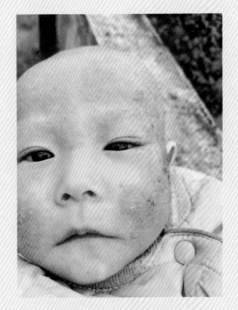

案例 15 图片 2　湿疹调理前（二）

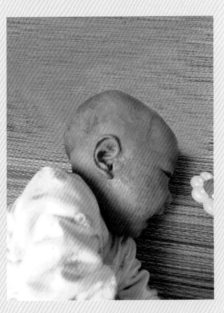

案例 15 图片 3　湿疹调理前（三）

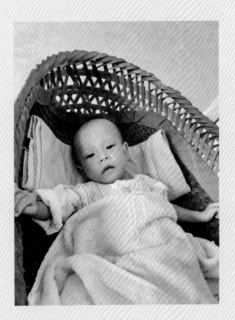

案例 15 图片 4　湿疹调理后

郭生白先生简介

郭生白（1927—2011），名春霖，字润物，号生白，河北省武强县人，中医世家第四代传人。幼承庭训，以《伤寒杂病论》为重，稍长，涉猎群书。于北平（现北京）受业于李苤卿先生，学习古文学，受业于范湘谷先生，学习英文、物理、化学，并相继研读传统医学与现代医学，20 岁开始临床。先生临床 60 余年，通读中医经典，勤求古训，博采众家之长，潜心著述，主要著作有《伤寒六经求真》《阴阳五行新解》《本能论》《思考治未病》《论中医复兴》《中医复兴的社会伦理学意义》《论系统医学与系统思维》等。

先生曾在北京大学、清华大学、北京中医药大学、浙江大学等高等院校做推广中医的演讲，为中医的复兴摇旗呐喊。2008 年 1 月，先生在人民大会堂举行的"全国中医师承拜师大典"上发言，并招收弟子。先生临床之余，坚持每周在郭生白中医研究院举行中医药文化公益讲座，为广大中医爱好者"说白《伤寒论》"。先生年过八旬，仍为中医复兴事业孜孜以求，去世前两天还在为"大医传承"面授班学生讲课，先生把自己的一生奉献给"复兴中医，全民健康"事业，鞠躬尽瘁，死而后已。

郭达成简介

郭达成，中医世家第六代传人、中医大师郭生白先生嫡孙、大医传承文化工程继承人、大医传承诊所（郭生白武强中医诊所）传承人、北京本能系统医学研究院院长。自幼随祖父行医临床，2011年起继承"大医传承"文化工程，以郭生白先生的宏愿"天下无医，生民无病"为最高理想，进一步推进和发展本能系统医学。《本能论新解》著者。

郭达成以本能系统医学理论为基础，建立了本能系统医学健康管理体系，大力推进以食疗为主的健康养生模式。他在郭生白先生原生化汤、强生粥的方剂基础上，遵循"只给帮助，不给伤害"的原则，开发了多种适合不同人群的药食同源功能性食品，应用于调理各类健康问题。他大力提倡节食养生的绿色疗法、饮食疗法，创办"本能换食"学习班，多年来坚持每周在语音平台宣讲本能系统医学并为百姓做健康答疑，不定期在北京本能系统医学研究院总部举办公益讲座。

郭达成认为，人没有终身病，所谓的慢性病、终身病是身体应对自身需求而产生的充满智慧性的身体改变，要从系统思维去看待疾病，从源头解决身体的系统功能障碍，达到以不治而愈人之疾。

序　一

据《都市快报》2013年9月9日报道:"2011年我国输液市场容量超过100亿瓶(袋),相当于13亿人口每人输液8瓶,远高于国际上人均2.5至3.3瓶的水平。另据中国安全注射联盟统计,每年我国至少有10万人在输液后丧命。"然而在种种利益链条禁锢下,"能吃药最好不打针,能打针最好不输液"这个常识却出不了课堂,进不了医院。常识的科普尚如此之难,颠覆性理论的传播,其艰辛可知。如禅宗五祖弘忍大师所说:"求道之人,为道舍身,当如是乎。"

郭生白大师的《本能论》的颠覆性和原创性,是其价值所在,也注定了创立者和追随者殉道献身的精神和"被褐怀玉"的胸怀。《本能论》提出了十一大生命本能,是人类如何认识自己、如何对待自己的学问,使中医成为容易复制、容易学习、容易临床运用而又非常经济的医学体系,可以大幅降低医疗费用。生白先师指出"东汉以后,中医一个方法系统:汗、吐、下、和等顺势利导的方法,不仅治愈了病毒性传染病,也治愈了现在世界上所谓的'终身病'"。

《孩子发烧怎么办》(原称《孩子发烧母亲怎么办?老人发烧儿女怎么办?》)正是《本能论》在临床上的延伸和印证。就其实用价值而言,它是本能论体系针对以"发烧"为代表的外源性疾病的简便、廉价、易学、好用、有效的中医药解决方案,就其纪念意义而言,它是生白先师生命最后八天将所学所能倾囊相授的言传身教。

《本能论》是术,更是道。"大道泛兮,岂可左右",其传播弘扬不可阻挡;然而,"为道日损,损之又损,以至于无为,无为而无不为",道的成就,有其规模,讲究策略:若要功德圆满,"修证即不无,污染即不得";由此可知,"企者不立,跨者不行","知不可为而为之"不如"因民之所利而利之",这样才能"不为而成"。弘扬本能论,不离精英,更要走"群众路线":应探索寓公益服务和市场经营为一体的社会市场模式,这个模式应该兼容现行体制而变通整合,应该开放包容易于复制。社会市场模式的成熟推广才是中医药的真正复兴。

"人人都知医，苍生无枉死，有病自家治，大病可商量"是生白先生宏愿，也是先生追随者自性中圆满究竟的归依。让我们一起，以《孩子发烧怎么办》出版为契机，怀一颗感恩心、一颗悲悯心、一颗友爱心，自助互助，自强不息，让健康永驻，让亲情永续，让快乐永恒，让事业有成。

梁　冬

2021 年 2 月 22 日

（梁冬，中国文化传播者，太安健康传媒、正安医馆、太安生命资产管理学院创始人，CCTV-2"商业传奇"主持人，"冬吴相对论"主持人，"国学堂"主持人，"中国之声"主持人，浙江工商大学经济学院客座教授，凤凰卫视前主持人）

序 二

中医其实不止是治病，更是在传道。

中医是什么？在郭生白大医看来，中医之"中"，是指不偏不倚，不卑不亢，均势、平衡，升降有节，出入有序，阴平阳秘，为生命之常道。中医是"中道和谐，顺势利导"的医。中医的每一种观念、每一种行为，以及每一种病、每一张方子、每一味药都遵循"中道"，都符合"顺势利导"的理念。郭生白大医曾精辟总结道："东汉以后，中医一个方法系统：汗、吐、下、和等顺势利导的方法，不仅治愈了病毒性传染病，也治愈了现在世界上所谓的'终身病'"。

多少年来，郭生白大医和郭达成院长祖孙俩带领门人、团队在问道中医的征程中，认真地传道、授业、解惑，传承创新，获得了极具原创性和颠覆性的成果：郭生白大医晚年创建了本能系统医学，郭达成院长创新性地建立了本能系统医学健康管理体系。

说起与郭生白大医《本能论》和郭达成院长的结缘，我得感谢上海辞书出版社原总编辑潘涛先生，经他的引荐，我与郭院长于2019年结识。初次见面时，在场的还有许学哲先生和王欢女士，大家相谈甚欢，尤其是涉及中医、健康、疾病以及健康管理、健康中国等话题，相互之间比较认同彼此的理念。经过充分酝酿和策划，我与郭院长达成共识：合作出版一套学术价值高且又非常实用的《大医传承实录丛书》，以助力于完成郭生白大医当年立下并践行的"天下无医，生民无病"的宏愿。丛书以郭生白大医创建的《本能论》系统医学思想为核心理念和主线进行系统总结，并融合郭院长在《本能论》基础上所建立的本能系统医学健康管理理念和体系。祖孙二人堪称知行合一、传承发展大医有道的典范。本套丛书出版价值大，实乃因郭生白大医所著的《本能论》传承并发展了中医，蕴藏了人类认识自我，如何对待自我的学问与智慧。如：人的生死是什么原因造成的，人的疾病是什么，人应该怎样对待疾病，怎样才能健康、长寿。《本能论》所阐述的理念和方法大道至简，为我们诊疗疾病、维护健康、追求长寿提供了一种简、便、廉、验的本能系统医学解决方案，更是提供了一种充满"中道"智慧的选择。

2019年年底，我与郭院长合作出版了由郭生白大医和郭院长合著的该套丛书的第一分册——《本能论新解》。通过对《本能论新解》的认真学习和领悟，我认为，《本能论新解》为破解《伤寒论》核心密码的力作。该书上市1年多来，销售了近3万册，并上了当当网"医学畅销榜"，购买、学习者好评如潮。而《〈孩子发烧怎么办〉新解——附本能育儿经》则破解了发热的核心密码，该书在发烧处理和本能育儿方面，既阐明了郭生白大医对发烧等疾病诊疗的真知灼见，又充分体现了郭院长力推的以食疗为主的健康养生模式，郭院长强调"内因为主，外因为辅"，力倡吃、动、排"三通"平衡，推行"以不治而愈人之疾"以获得健康的理想模式。书中还附有翔实的15个案例分享：内容涉及"婚后7年未孕，换食调理后怀孕生子""脑垂体微腺瘤、多囊卵巢综合征调理后怀孕""宫外孕后再次怀孕，孕期身轻如燕""高龄产妇，轻松度过孕期""儿童过敏性紫癜、荨麻疹""儿童性早熟""复杂的儿童反复高烧""儿童'癫痫'""高烧出疹""宝宝心肌炎""流感发烧""高烧""湿疹"等真实案例。该书虽以"孩子发烧怎么办"为名，实际上也涉及"老人发烧怎么办"的内容。因为在本能系统医学看来，引起孩子和老人发烧的原因、机制以及解决发烧的方法是一样的，无不与排异相关联。

做正确的事，不发生方向性的错误，在任何情况下都极其重要。《〈孩子发烧怎么办〉新解——附本能育儿经》一书从发烧产生的原因、机制和处理发烧的理念和方法出发，旨在帮助人们尤其是父母转变错误或者落后的观念，以采纳系统医学思想和方法进行发烧的优化处理。该书特别强调，当面临发烧时，无论是孩子发烧，还是老人发烧，或者是自己发烧，如何处理发烧，需要家长或亲属或患者做出明智、正确的选择。书中也指出了大众对孩子常见病以及育儿理念的不正确的认知。虽然本书通俗易懂，然而因本能系统医学思想具原创性和颠覆性，所以需要读者大众认真学习，深刻领悟，积极转变思想观念。一般来说，转变思想观念是件比较困难的事情，然而当家长或患者一旦认识到什么是处理发烧的正确理念和方法，并知行合一，则本书的出版目的便达到了。相信随着越来越多的家长或患者接受并实践本能系统医学的理念和方法，孩子、老人或自己，均必将从中获益匪浅。书中叙述的理念和方法，均大道至简，几乎人人都能学会和利用好。

上医医国，中医医人，下医医病。《〈孩子发烧怎么办〉新解——附本能育儿经》一书看似切入点小而普通，然而出版价值大，它具有上医、中医和下医三个层面的修习指导意义和学术、应用价值。孩子是祖国的花朵和未来，正确地解决孩子发烧等问题，则善莫大焉。本能系统医学是有温度、有深度、有情怀的医学，其创立者和追随者，均秉承慈悲为怀，为助力健康中国建设在不断精进中。相信本书的出版对造福于社会，必将功德无量。

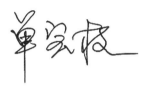

2021 年 3 月 18 日写于上海张江紫薇路阳光花城

[单宝枝，医学博士，硕士研究生导师，中国中医药出版社上海分中心主任、编审，世界中医药学会联合会翻译专业委员会会长，*Acupuncture and Herbal Medicine*（中国科技期刊卓越行动计划高起点英文刊）执行主编。兼任江西中医药大学特聘教授和中医药文化传播研究中心主任，天津中医药大学客座教授，欧盟针灸学院特聘教授，中医英语翻译专家，"岐黄天下杯"世界中医翻译大赛策划者、组织者和评审专家。研究方向：中医药传播；《黄帝内经》研究、翻译与全球传播；养生保健]

自 序

人为什么会发烧？是因为我们的排异系统发生了障碍。外界进入人体的有害物，包括病毒、细菌、无生命的、活体的，包括我们吃进来的食物（除发酵腐熟之后分解出来的部分营养物质用于满足我们生命基本需求之外，其他的，不管是营养物质还是垃圾毒素废物，都是我们身体不需要的），一切我们身体不需要的，都属于有害物，都要排出去！当体内有害物积累过多时，身体就出现了排异障碍，于是就发烧了！

我的爷爷郭生白先生所讲的《孩子发烧母亲怎么办？老人发烧儿女怎么办？》是利用具有偏执性的药物顺势利导帮助身体，解决发烧的问题。我们现在讲的是利用"只给帮助，不给伤害"的功能性食物，顺势利导帮助身体，解决发烧的问题，所以冠以"新解"二字。

上述二者有不同点：一个是利用具有偏执性的药物来治病，一个是利用功能性的食物来养生。

二者相同的是：无论是利用具有偏执性的药物，还是利用功能性的食物，最终的结果都是帮助身体疏通障碍、完成排异，热退身和，恢复健康！

用《本能论新解》的"三通"理念解读《孩子发烧怎么办》中讲到的9种热型，通过转变观念，我们真正找到了疾病的根源：病从口入，自身中毒，最大的毒源在肠道！

《孩子发烧怎么办》中讲到了9种证型：①病毒性感冒的麻黄汤证；②普通感冒的桂枝汤证；③麻疹和咽炎的透表排异汤证；④宿食发烧的三黄泻心汤证；⑤中毒性菌痢的白头翁汤证；⑥感冒咳喘的桂枝加厚朴杏仁汤证；⑦气机失调的柴胡汤证；⑧肺炎的麻杏石甘汤证；⑨肺炎高烧的瓜蒌汤证。这9种证型都有发烧，外在表象各不相同，引起发烧的真正根源却竟然相同，即自身中毒！

针对这9种证型，有9张方剂与之对应，堪称完美！这9张方剂，没有一张不是帮助身体解除障碍，淋漓尽致地完成极致"三通"（此指小三通，即大便、小便、汗腺的极致畅通）之后，热退身和而痊愈的！这便是中道之医的智慧所在，亦即本能系统医学的智慧彰显！

基于对9张方剂的共性的了解，我们对生命有了更深刻的认识：人们只要实现了身体的极致"三通"，核心在于彻底清除肠道垃圾，同时全面开放身体所有的排异通道，把组织细胞和血液里的垃圾快速清理干净，发烧的九大证型就会得到彻底解决！基于以上认识，一种更完美的方法——"只给帮助，不给伤害"的食疗养生换食疗法（亦即本能系统医学的非药物疗法），以及《〈孩子发烧怎么办〉新解——附本能育儿经》一书应运而生。

我之所以写附篇《本能育儿经》附于书末，是因为我意识到：仅仅依靠《孩子发烧怎么办》所提到的方法，尚不足以解决所有孩子的健康问题。我认为，从备孕开始，就应该对父母进行相关教育！作为父母，在备孕、孕期、哺乳期直至孩子长大成人，都需要给孩子以足够的守护。

备孕：此阶段要取得本能系统医学的准生资格证！关于备孕，内容主要论述了如何应用换食疗法彻底解决夫妻双方的亚健康问题。

孕期：如何确保宝妈们在孕期保持血液的极致健康？这是决定宝宝在母亲体内健康成长的关键！相关内容主要涉及如何应用换食疗法轻松解决孕期的各类问题！

哺乳期至长大成人：新生儿如何彻底干净地排除胎毒？这件事情很重要。本能系统医学对婴儿哺乳期的喂养方法，以及一直到孩子长大成人的相关事宜，均有详尽论述！

我相信，《〈孩子发烧怎么办〉新解——附本能育儿经》的问世，势必可以更好地造福于社会！

郭达成

（北京本能系统医学研究院院长）

2021 年 3 月 18 日

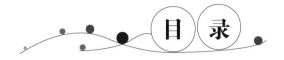

目 录

上 篇

郭生白
《孩子发烧怎么办》篇

我在新闻上看到抗生素的使用开始被控制，医院对抗生素的使用要进行限制。医院的升级与降级，抗生素用量算是一个根据。

从抗生素的限用，引申出咱们今天谈的一个老话题。老话题有新内容，这回采用讨论的方式，彻底把这个问题弄清楚。两年以前我简单谈过这个题目，今天涉及了实际应用，我们要谈详细一点。大家先看看这个题目，这是个很敏感的问题！

"孩子发烧，母亲怎么办？老人发烧，儿女怎么办？"

对于每一个家庭而言，只要是有孩子的，上述问题就是个非常严重的问题！大家先考虑一下，我们有没有必要重述这个问题？有的是自己家里有儿女。自己家里没儿女的，你要想到天下儿女。若以天下儿女为儿女！以天下父母为父母！这个问题则是关系到每一个人的切身问题。

（学生：老师，这个题目，只提到了孩子和老人发烧，那中年人发烧呢？）

对！中年人也是人。前年我谈这个问题，是"孩子发烧，母亲怎么办？"今年这个提法则加上了"老人发烧，儿女怎么办？"你要知道了孩子发烧怎么办，又知道了老人发烧怎么办，那你还能不知道：自己发烧怎么办吗？相对而言，中青年发烧的处理就简单了。**实际上这个题目是说"人发烧，怎么办？"**

咱们这两天谈以下几个病和几张方子：

咱们主要谈病毒性感冒、普通感冒、急性咽炎、扁桃体炎、腮腺炎、肺炎、急性胃炎、肠炎、痢疾以及麻黄汤、桂枝汤、桂枝加厚朴杏仁汤、银翘牛蒡汤、麻杏石甘汤、瓜蒌汤。

以上提到的都是最常见、最多发的疾病。这些疾病造成一个严重的结果——**亚健康**。在处于亚健康状态时又生了大病。孩子其实也会生大病。现在孩子得白血病的，以及不典型血液病的，有多少呢？我们其实对此看得最清楚。

咱们到衡水来，连续三次都看见那个患白血病的孩子了。上个月那个孩子检查正常，这个月检查还正常。怎么那么容易那个孩子就得了白血病呢？又这么容易那个孩子的病就好了？可是又有几个孩子能好的？这孩子要是这么着就死了，冤枉不冤枉啊？一家子"捧着"的一个孩子不知道为什么就死了，光知道"我们没少花钱啊！"我试问，这是一家的问题吗？这绝不仅仅是一家的问题。我们从一个孩子身上，看到的是千千万万个孩子！我们带着这种感情来学习这些疾病，你有什么理由不学好、不学透彻？

一　发烧与排异性本能系统

（一）人为什么要发烧?

咱先谈一个问题：人为什么要发烧？谁能回答这个问题？

（学生：发烧是人体内部的一种抗御反应。为了增加体温，为了发汗，把身体内部的病理物质发出去。）

（学生：是在抗御过程中，通过大量的高代谢物质交换，产生大量的热量。）

什么叫抗御？

（学生：抗御就是排异。）

排异等于抗御吗？大家考虑一下，排异是不是等于抗御？谁来回答？

（学生：排异不等于抗御，排异是主动的自卫；抗御是被动的自卫。）

排异不等于抗御，排异是主动地把它排出来，抗御是在内部抵抗它，不光是杀死，还是控制、抑制，它没有排出来的意思——排出来不是杀死，不是抑制，不是消灭，而是让它出去，是主动的。这是一个用语的问题，你们习惯于用"抗御"，不大习惯于用"排异"，这是个用语错误，你们其实都知道是"排异"。排异为什么要发烧？这又是另一个深层次的问题，谁能回答这个问题？

（学生：我们平时排大便、排小便和出汗，有利于排异。当致病物感染人体之后，我们必须加强代谢才能把致病物排出体外，代谢加强就会制造更多的热量，所以要发烧。）

这个发烧不是必然要发烧，它是或然发烧——或者发烧或者不发烧。无论发烧与否，都可以进行一次有效的排异。即使在我们没有发烧的时候，也可以进行一次排异过程。我们通常不觉得我们是在排异，只有当我们发烧的时候，看到热型了，我们才知道这是要排异。为什么有人发烧，有人不发烧？这是因为排异本身是一个系统功能。这个系统功能要是完美，就在你不知不觉当中异物就被排出去了，就不出现发烧。比如说有100个人，在一个流行性感冒的环境中，其中有10个人发烧，出现了排异反应，另外 90 个人中，有多少人感染了？这些被感染的人在不知不觉中异物被排出去了，我们就不知道了，也无需知道。这是我们每一个人、每一个生命都有的一个系统功能。以前没人讲过，未必没人知道，但是没人写出来。今天我们把这个问题讲出来，大家明白了排异是怎么一回事。那么就和不明白排异是怎么一回事，在认知层面上就有了很大的区别！因为明白了排异，我们就会治疗很多疾病，少犯很多错误，**这是完善生命的一个大问题**！可以说，在人生命当中其重要性要占到约二分之一。

（学生：就是说 100 个人感染了病毒以后，打比方说，有 20 个发烧的，有 80 个不发烧的。也就是说不发烧的患者在不知不觉中，把病毒给排异出去了。那么这 80 个人当中的人体的本能，为什么对进来的这个病毒没有出现明显的排异反应？如果说，因为其抵抗力比较好，比较足，于是就在不知不觉当中将病毒排异出去了。那么为什么这些人没有出现强烈的排异反应？）

不强烈的排异反应也没出现，因为尿、大便、汗都在时时往外排，你就不知道什么时候病毒排异出来了。你不知道什么时候进去的，你也不知道什么时候出来的。你那个系统及其功能没跟你商量，就接受了这个病毒，也没跟你商量就排出去了。只有当系统功能发生障碍了，出现了一种反应，你才知道"我感冒了"。你还要知道，"我这是要排异，我这是要向外排，我要出汗。"那你谁也甭找，你出点汗就好了。有些健康的人，他就是不生病，有了病也不吃药，他有别的法儿。我小时候生在农村，农村的事儿看得比较多。比如，练武术的，"不行，我感冒了。"他一边说着，一边就脱衣服，练拳，打了一趟又一趟，打得浑身是汗。"行了，好了。"他就好了！我还见过一个人，感冒了。"不行，我感冒了，我推碾子去。"搓一簸箕玉米，搁在碾子上，"骨碌骨碌"那么推，推到浑身是汗，"行了，好了。"他就好了！还有的，"来，我感冒了，咱俩摔个跤。"俩人摔跤摔出一身汗，也好了！

反正这些人都出汗，没有一个不出汗的，没有一个不好的！而没好的，都是不出汗的。太简单了，对不对？我写的《本能论》，谈的不就是这么点儿事吗？这叫什么事儿呢？这叫**生命本能系统之中的一个排异系统**。这点事写在纸上成书了，于是这点事就传播开了。大家为什么不向大自然多看一看啊？**大自然里蕴藏着大智大慧**！

上面谈的是**感冒**，我们再来谈**麻疹**。

麻疹，现在不多见了，比 20 世纪 50 年代少多了，有的在不经意当中就过去了。麻疹流行时，街上一群群孩子在跑，在土堆里爬，扬土，什么事都干，孩子们把身上弄得脏兮兮。你看，哎哟，这孩子出疹子了，他跑得比谁都快，脸上都出疹子了，稀稀拉拉地满脸都是。凡是发高烧的，都是疹子出不来才发高烧的。要是在麻疹患儿发烧 37℃ 到 38℃ 的时候，给患儿喝点水，什么药也不用吃，排出来就好了。只有到了排不出来的时候才会发烧到 40℃、41℃，往上走，甚至一下子患儿昏迷了。只有这时候才是发高烧，为什么会发高烧？原因在于排不出来，一旦排出来了，热就会退下去。

你要一说退热，患儿家属高兴了；你要一说治病，患儿家属会说，"不退烧，怎么治病啊？"好像退烧就是治病，治病就是退烧。其实不是，退烧不是治病，真正治了病才是真退烧。

然而还有一种情况：一看到发烧，大夫就先退烧，到第四天，麻疹出不来，就会导致肺炎，80% 以上是肺炎，或者更多。患儿因肺炎死了，人们却不知是因麻疹发热误治而死。

（二）排异性本能系统

今天我们谈到的是排异。外界进入体内的有害东西，活体的、无生命的，包括病毒、细菌，一切有害的东西，都属于我们身体不用的、有害的，都要排出去。当它排出去的时候，若排异功能发生了障碍，就发烧。

比如，感冒时当病毒进入我们的身体。正常的情况是，当我们出汗的时候把它排出去了。可是当我们身体出不了汗，怎么办呢？生命是宇宙之中最大的智慧！最有力量的系统！它就要制造一次出汗，提高体温、增强代谢、加强循环，向外周组织大量地供血，开张汗腺出汗，把病毒排出去。可是当排异系统遇到障碍了，汗腺就是不分泌，体温就更加升高，要排汗，40℃ 还出不了汗，它就使人浑身颤抖，再升高体温。体温到 41℃，还出不了汗，怎么办？排异系统要向体外排汗，然而排不出来。其实此时体温已经够了，身体周围组织的血液充足了，怎么还出不了汗呢？我们知道，出汗还有一个条件，就是汗腺的分泌。此时出不了汗乃由于汗腺不分泌！

1800 多年以前，我们中医里就有一张方子——**麻黄汤**，一吃就出汗，一出汗就排出来，排出来就好了，病当天就可以好。体温正常了，哪儿都正常了，该干吗干吗。

为什么人就有这么一个系统呢？我们再进一步讲，人这个本能是从哪儿来的？它是跟生命一同来的，**没有排异就没有生命**。生命一开始是从无到有，我们从细胞开始，每个细胞均是有寿命的，而细胞种类不同则寿命不一。那么人的寿命是多少呢？人的寿命是一百几十年。那么人如何来生存这一百几十年呢？细胞有一个**自我更新的能**，不断自我更新，直到 100 年、120 年，在延长着人的生命；那么细胞呢，老的死亡了，新的被分裂出来了；死亡的细胞怎么办呢？把它们存起来吗？当然不行，于是死细胞就要排出来。我们吃进去很多东西，我们把自己要用的吸收了，剩下的渣子要排出来。我们不能没有一个排异系统。这个**排异系统**，简单地说，就是**生命在生存过程当中，把外界侵入体内的有害物质和体内自行产生的有害物质，统统排出体外的系统。**

怎么排异啊？从哪里排异啊？人体是一个上下相通、内外开放的"形器"。在这个形器之中，有一个生命能。这个生命能，在不同的形器之中，做着不同的功。比如，我们身体的生命能，在胃做什么功，在小肠做什么功，在结肠做什么功，在身体的任何一个不同的组织，做的功是不同的功。这所有的功加在一起，就是**生命能**。生命能分在不同的器之中，就做着不同的功。所有的不同的功，来维持着一个生命的生存。我们知道了我们的身体，不是一块肉，而是一个上下相通，内外开放的形器。在这个形器之中，我们发现了**十一个本能系统**。我们今天所说的排异系统，即排异本能系统，是其中之一。

我们知道了这个**排异本能系统**，那么我们就知道了我们每天的吃喝、呼吸，都会在身体的内部，有的在胃肠肝脾这个大系统当中，组成一个生物化学系统。我们所利用的一切，由这个系统来供给，同时把这个系统所合成的物质以外的东西排出去。比如肺是空气的交换系统，它把要的气体留下，把不要的气体排出去。在这个上下相通、内外开放的形器之中，生命能在做着维持生命生存的一切工作，是一个互相配合、互相活动，换一句话说，是一个共生性的活动。就是所有的器官、所有的组织为了一个生命的生存，在如一体地去共生、共荣、共存，去活动，这就是我们发现的一个**共生性本能系统**。

知道了这一点，我们就知道了好多病，是来自哪里，到哪里去。我们就会帮助这个生命把这些病免除了，把生命完善了。这个工作，从历史上说，有一个名字叫医。医就是在做这个工作，**观察到生命的活动趋势，去帮助生命处于一个完美的过程中，维持、继续，使之生存得长长久久，这就是医。**

（三）不能盲目退烧！

母亲们看到孩子发烧，通常出现的第一个念头便是去为孩子退烧。而我要提醒母亲们：不要轻易去退烧！一定要知道发烧是排异反应，没有发烧，出不了汗；没有发烧，排不出病毒来。病毒这个东西不是可以在身体内部杀死的东西！要是在身体内部杀死了病毒、细菌，这些东西是有毒的，这个有毒的、死的东西怎么排出来？你还能让它出来吗？你要能让它出来，你为什么不让它活着的时候出来啊？当身体有排出它的机会，我们帮助一下，排除一点障碍，就出来了。病毒死了以后不发烧了，你还能通过出汗让它出来吗？不可能了！它留在身体里了！一旦它留在身体里头会怎么样？其结果是**会导致生别的病**！那是治感冒遗留下的问题，并不是它原本应该有的！

常见的一个感冒，体温一高，一群人都害怕，赶紧退烧，采用冰袋物理降温，如若不行，用抗生素，若还不行呢？用激素，若这孩子还不行，则得肺炎。**感冒一退烧**，你去看，有多少个患者得**肺炎**？有多少个把病毒留在体内？体温被压制了，患儿被抱回家去。然而到了家第二天患儿又发烧，还得抱去医院，再吃药，又退烧，再抱回家去。你调查调查，你的邻居，你的亲友，看看是不是这样处理的？若得了**肺炎还退烧**，则导致肺炎高烧。肺炎高烧了怎么办？最后上呼吸机，再后来……你还能忍心说下去吗？这是盲目退烧的后果。而**不盲目退烧的，则出一点汗就好了**。

通常，一个因**急性咽炎导致**的发烧，咽喉或者扁桃体充血肿了，疼。若采用**退烧方法，遗留炎症，就成慢性**了。你再去治吧，治疗更困难了。还有一种发烧：**高烧，手脚是凉的，既不吃，也不大便**。采用退烧吗？你退吧，你退不了！为什么退不了？因为你不知道患者为什么发烧。这是非常常见的一种病症，中医叫**心下痞**，也就是**宿食阻滞**。前一天吃得太多了，或者是吃了不易消化的东西，在胃里消化不了，宿食存得时间很长，产生了气体。胃口这儿鼓鼓的，一弹是气体，一按是软的，舌苔是白的，比较厚，这是症状。若用**三黄泻心汤**，一吃药，一拉屎就好，治疗非常简单！一个感冒花费几元钱，一个肺炎也不过花费 10 元、20 元，这是它的医疗成本。这一个心下痞发烧，花费不了几块钱就好了。这是常见的情形。

如果我们知道了**孩子发烧是要排异**。没有发烧，排不出来；只有发烧，才能出汗，才能排出来，我们还去退烧吗？我们还去用冰袋吗？大家想一想，如果发烧是排异反应，是要排异，如果我们用冰袋把他的体温镇压下去，他怎么向外排？他要不能向外排，他怎么生存下去？孩子是人群当中最弱的弱者，不管成年人怎么摆布他，他不会说，他也不会反抗你，他只能忍耐着。因此，孩子需要人人关注、关爱！人人都有责任去关爱他！因此说，要排异，特别是对一些传染病来说尤其重要。以上提到的感冒，还包括肺炎，常见的孩子发烧，以及心下痞，尤其需要知道，**不能退烧**！如果要是**麻疹，退烧必死**！**脑炎，退烧必死**！**猩红热，退烧必死**！

因此我们今天提"**孩子发烧怎么办？**"这个话题，心情并不轻松，因为我看到因退烧而死的孩子太多了！发烧应该怎么办呢？我们看到，发烧不只是体温升高就完了，绝对不是！而是有许多个热型不同的发烧，它们分别在说明着不同的疾病。这些常识，并不是只有专家才须知道，而是人人都可以也应该知道的！最重要的是，

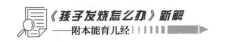

母亲们应该知道！在以前，我们没有办法让母亲们知道，但是今天传播的手段有了，我们可以让天下的母亲都知道：孩子发烧怎么办！

（四）反复发烧、反复感冒与亚健康

为什么有的孩子反复发烧、反复感冒？我说的是两个过程：一个是，今天感冒了发烧，明天退了烧，后天又发烧，反复发烧。再一个是反复感冒，一年要感冒很多次。这两个问题是什么原因导致的？我们从源头上来说。

100个人，都在一个感冒环境里生活、工作，其中有20个人感冒了，发烧，那另外80个人是不是就没有感染呢？不是的。感染的人也许是80%，也许90%，也许100%，但是发烧的为什么仅有20个人呢？我们过去是怎样解释这个问题的？通常是一句话："你的免疫能力太低！"我们今天回想这句话：怎么我的免疫能力就太低了呢？如何提高我的免疫能力呢？在过去没人回答过这个问题，今天我们来回答这个问题。

为什么一次生病反复发烧呢？我见过发烧一年多的患儿，此患儿恰恰是一个大医院的大夫的孩子。至于反复感冒：今天感冒了，持续十天半月，甚至半个月到20天过去了，过了不到一个月又感冒了，这一年十次八次地感冒，这是一个反复感冒。什么原因引起的呢？过去还是说"免疫能力低"。为什么免疫能力低？怎样才能使免疫能力别低了？怎么把这个反复发烧、反复感冒给消灭了？原先一直没办法。现在我们谈这个问题，是在有办法的基础上谈的。

刚才我们提到的100个人感染了，有20个人发病，其他的人感染了没发病，为什么？因为我们知道，病毒性感冒，或者是其他的菌株感冒，我们都是把它排出去。因为我们有一个排异系统，就是**排异本能系统**。

我们所提倡的"大医传承"，讲的是《本能论》、本能方法论。**《本能论》是诠释了生命的著作，方法系统是保护生命的智能。**我们《本能论》里有个本能方法论，方法系统论是保护生命的一种智慧。现在全世界不是在寻找"自然医学"吗？我们找到了！**生命本能就是自我保护的一个"自然能"！**是与生俱来的一种能力，是大自然给这个生命的一种能力。从这点来说，有的人感染了致病病原体，全然不觉得，没有发烧就排出去了。有的人在排异的过程中遇到阻碍了，于是发烧。遇到什么阻碍了呢？遇到体液不足、体温不足、代谢系统障碍，从而发烧。发烧是为什么呢？发烧是为了升高体温，加强循环，提高分泌，这是一个排异系统，把异物排出去，所以才发烧。

什么是医学？对现行的医学而言，要重新思考这个问题。知道生命本能是保护自我的一个"自然能"系统，就帮助它排出去，而不是跟它对抗。如果要对抗，一定是没好结果。反复发烧、反复感冒，正是对抗了生命本能造成的结果。我们谈具体一点：一个感冒发烧，用退烧的方法，哪怕是采用冰袋、冷水等物理方法，以至于采用西药退烧药，把发烧"破坏"了，不烧了。然而不烧了，病毒没有出路，留在身体里头。什么时候这个生命本能要排它，就又发烧，然而又被再镇压下去。一次一次地向外排异，一次一次地受到镇压，从而病不能排除。生命本能只要有能力，就永远不断地在发烧。发烧是一种排异反应，这就造成了反复发烧。至于反复感冒，它完全和反复发烧是一样的，不当治疗把排异本能系统破坏了，当再感染时，没有能力去排异。每一次排异都会遇到障碍，就都会发烧，治疗还是用西药，还是要退烧。那就是说，还是会感冒，还是会不断感冒。不当治疗把一个排异系统完整的能力破坏掉了，这是反复发烧、反复感冒的主要原因。

我们将这种状态称之为**亚健康**。"亚健康"三个字并非源自中国人之口，而是20世纪80年代一个美国医生看到了这种现象，因不能理解从而将之命名为亚健康。这个命名在我看来是错误的，因为他没有说明问题，也没有说明问题的性质。这是反复发烧与反复感冒主要的原因。大家听明白了没有？你见到的或经历到的是不是这个过程？你改变过这个过程没有？要想改变这个不良的循环，只有基于本能的思考。感冒了以后，要知道是为什么发烧，知道发烧是排异反应。我们观察到一次排异过程出现什么障碍了，我们就帮他一下，顺势利导。一次好了，那么下一次就不易感冒了。如果没有完全恢复，再次感冒，我们还用顺势利导的方法，逐渐就恢复健康了，就不易感冒了，这是我几十年的经验。如果要我为你开一张方子，那就开**生化汤**。

反复发烧、反复感冒的问题解决了没有？你们仔细想一想，上述问题的出现，是不是我上面讲的这个道理？我们讲的这个道理，比那个用"免疫高低"来说事要好，要实际。怎么提高免疫力？其实没有办法。增加免疫的药有很多，但我没见过哪个药是有效的。任何想改变本能的方法，都是愚昧的，因为根本改变不了。那么谁来改变自己？自己改变自己。

（学生：关于反复发烧和反复感冒，我们平常说它们就是免疫力低下引起的，其实不是免疫力低下的问题，而是人体的本能被压制了，没有顺应生命的规律和疾病的规律造成的。那么我们在临床上处理反复感冒的患者，是不是一方面提高这个患者的功能，另一方面顺应疾病的规律再帮他一把。）

对！所以我说《本能论》是现行的医学，不是现代医学。所谓现行的医学，实际上包括了当今所有的医学，它提出了一个新的思维。《本能论》降低了医药成本百倍以上！《本能论》使人类走出健康危机。**本能系统医学是中华传统文化走向世界的载体。**我不喜欢激烈的辞藻，我只是说《本能论》提出了一个新的思维。它是思维的发展、智慧的发展、文化的发展。我扪心自问，我临床干了 60 年，我算不算个医生？我做的哪一件事算医生所为？哪一件事又不算医生所为？我敢说，60 年没干过一次医生事儿的医生有的是！这就是一个新思维。我就希望大家能想一想，什么是医？我问了许多人，100 个人可能有 100 种说法，没有一个是相同的。对于这个医的理解，在座的哪一位能谈谈，什么是医？

（五）"排异"和"代谢"不同，中西方医学的核心思想不同

（学生：生命是神奇的，没有排异就没有生命。关于我们人体正常的排异和现代医学中说的代谢，我想知道：两者是不是一回事？请您说一说吧！）

代谢有两个意思，一个是指中间代谢，另一个是指新陈代谢。也就是说我们的饮食、大小便、排汗，这算是一个代谢。还有我们的饮食，进入人体之后消化吸收，到肝脏进行一系列的生物化学变化，这也算一个代谢。我们对于能量的消耗，又算一个代谢。**排异是把外界进入体内的有害的生命物质和非生命物质，跟体内自行产生的一些废弃物质，都排出体外。**和代谢不同，因为"代谢"是一个进口的语汇，代表了它那个体系的一个局部过程。我讲的排异，是从中华文化、医文化的角度出发，它是一个生命过程，是在生命这个大系统中的一个过程，不是整个过程，而是其中的一个过程。

关于这个问题，我们要谈得深一点。东方文化和西方文化的差别是什么？如果不从这儿说起，就是不够完整的。医文化在西方，2400 年以前，跟中国出现《黄帝内经》时代的医文化，基本上是一样的。我说一样，不是随意的。当时希腊人希波克拉底有一句名言，他说**"患者最好的医生是自己的本能，而医生不过是帮助本能的。"**这句话说的跟我们今天写出来的《本能论》、本能方法论如出一辙。虽然希波克拉底说了这么一句话，但是他没有实现他的理想。西方到 100 年前，"相对论""量子力学"问世以后，西方医学就离开了希波克拉底这条路，踏上了物理、化学、材料、技术之途。

说到中国医文化的核心，就不得不提到中国人三大文化体系的一个共同的核心——"中道"。我说的是尧舜、老庄、孔孟这三大文化体系的一个核心是"中道"。医文化，是最早的，而且是辅助生命、实现生命、保护生命、完善生命的一个**"中道和谐，顺势利导"**的核心思想。西方不是，西方是一种还原的、分割的哲学。他们把人分割成器官，分割成组织，分割成细胞，细胞还分割成物质，没生命

了，又深入到 DNA。这是西方人走的路。他们是分割，我们是和谐，是"中道"。你看看每一种行为，都符合中华文化的核心思想。我们是排异，他们是用药杀死。我们治高血压，是调节分泌和代谢，整个的一个血管系统，所有的病，就这一张方子，所有的血管系统病统统没有了。他们是怎么治的？是降压，不问为什么发生高血压，就扩张血管。这是个物理的性质，血管扩大了压力不就小了吗？和一个水泵一样，3 寸的管子和 30 寸的管子，水的压力差多少？所以降压、降糖、降脂，均是属于对抗的方法。

中医是"中道、和谐"。因此我说，西方的核心思想和中国的核心思想完全不一样。有人问我中医为什么叫中医？他说是中国的医吗？那藏医不是中医吗？蒙医不是中医吗？苗医也是中国的医，怎么你叫中医？只有你代表中国？我说不是，大家合起来代表中国。中医是什么？中医是"**中道和谐，顺势利导**"的医学，除了这个，都不是中医！中医的每一种观念、每一种行为，对每一个病、每一张方子、每一味药都遵循"中道"，都遵循"顺势利导"。

二　发烧的各种症状

（一）感冒发烧和宿食发烧的区别

（学生：感冒发烧，跟吃多了发烧，老师，请问：怎么区别这两种发烧？）

这是非常实际的一个问题，这是天下母亲都想知道答案的一个问题。

感冒发烧的热型，是**发冷颤抖，同时体温升高**。发冷，同时，一定是同时，体温升高，全身颤抖，或轻或重，这是感冒，也是向外排毒。凡是有毒的东西在体内要向外排，向体表、向汗腺排出来，就会出现发冷的同时发烧。谁要在这个时间用冰袋、用化学药镇压患者的体温，破坏发烧的过程，就是迫害排异反应。

宿食的发烧，不发冷，只是体温升高。虽然没有发冷的表现，但是，却有一个重要的证据，就是剑突以下，即**心下，有气痞**。所谓气痞，就是胃或者结肠里，有气体。怎么知道有气体？一按是软的，即按压心下这个部位是软的，弹一下，听出来里头有气体。有气体，听到的是什么声音呢？我们可以把腮鼓起来弹，然后再张开嘴弹，你听听两者有什么区别？你既能在指头上感觉出来，也能在声音上分别出来。

（二）发热恶寒

感冒发冷发烧，不如说是"**恶寒**"。这里有一个"感情"表达，"**厌恶、讨厌寒冷**"。体温到41℃，他讨厌寒冷。他为什么会讨厌寒冷呢？因为这个41℃的高温，是他自己颤抖制造的。可他为什么要制造这个高温？答案是他要排异、要排汗，他制造的体温要丧失，这是他不能接受的。他好不容易制造了体温，而且丧失掉了。你看，这就是排异系统的"感情"，这也是排异系统的智能。自己制造的，他要珍惜，所以遇到寒冷，他就厌恶。因此我们用"恶寒"，这个字用得非常之好！带着"感情"。我们要说发冷，就没有这个意思。我们愿意盖大被子，愿意拥着火炉子，我们怕冷，这是一种"感情"表达。

（学生：有的感冒，既没发烧，也没嗓子疼，就是流鼻涕，说话声音很浓重，其他症状都没有。）

我觉得患者或者患儿家属说不发烧，你就没用体温计给他们量体温，是吧？他自己说不发烧，我们凭此也只是知道他说不发烧。但在我看来：他肯定有一点发烧，哪怕体温升高1℃。可是他那个1℃是从哪儿算起呢？在平常生活中谁去给他量体温啊？也就是说他那基础体温，真实的基础体温，到底是多少啊？我们临床上还是用一刀切的那个数值来看！你知道你的基础体温是多少吗？

（学生：我发现我的体温早上会低，36℃，下午酉时会高一点，36.5℃。）

我知道我的基础体温，36.4℃。我的体温若到37℃，我就觉得发烧了，到38℃，我就迷糊了。有人即使到40℃，该干什么还干什么，他愣是没事儿！两者很不一样。因此体温不是很能说明多少问题。我说它不太说明问题，有时候又说明问题，有时候又没意义。当你已经看见患者流鼻涕、打喷嚏，头疼或者是头晕，身上又酸又没劲，就是感冒了。身上还有一点汗，一摸又涩。你给他喝一碗热汤，恐怕就有汗了。喝碗桂枝汤就行了呗。有人说：我没感冒，就是从外边回来感觉挺冷，怎么这么冷啊？给他来碗桂枝汤，他就不冷了，那不是什么了不起的事儿。没桂枝，用生姜、大枣搁点糖；没大枣，那么就弄块生姜，就这么简单。

（学生：这个基础体温不是每个人都知道的，比如说您基础体温36.4℃，现在量一下是36.6℃，尽管是升高0.2℃，但这个对您来说也是升高了，这也可以说是轻微的发烧吗？）

我什么事也没有。你出去跑一圈回来，体温也升高了。我喝碗热茶，身体也能升高那么零点几度，对不？什么症状也没有，体温也是活动的，对不对？

（学生：古人并没有体温计，不知道所谓的基础体温，他怎么知道发烧了？）

古代怎么判断一个人是发烧了？体温小幅度的波动，过去人不在乎。就知道喝碗热汤体温就能升高0.5℃，这个不算发烧。等感到了体温很高的时候，体温能给这个人造成一些痛苦的时候，也就是看到痛苦就想到体温了。他知道发烧了，但从来没说发烧有多高。麻黄汤证也没说发烧40℃以上，条文只说"发热恶寒"。而桂枝汤呢，条文说"发热恶风"。自然，两者体温差别就出来了，一个**恶寒**，一个**恶风**。

一般人都以为现代人比古人聪明。我看未必，我认为是现代人不知道古人聪明！老把古人看得不如我们自己。其实古人挺聪明。古人会造汽车吗？不会。古人说了，我们从来没有过约90%的人是不健康和（或）亚健康的，虽然没汽车，但我们活得健康。你看看我们，虽然不闹虫灾了，但经常吃"有副作用的药"！你说你选择哪

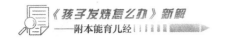
个呢？要是不坐汽车的人都健康，我可以把汽车都砸了！你现在离得开汽车吗？你离不开了。你离得开"有副作用的药"吗？你也离不开了。科技进步是一把双刃剑。

现在正是传统和现代相衔接的一个时代，这个时代正是我们中国人说的"**复兴传统文化**"的时代，一个文化大国将出现在世界上！自古以来谁也改变不了大自然的规律——**柔能克刚**！你看看我们今天讲的是什么？**我们讲的是文化**！我们论病讲文化，讲什么文化呢？我们讲究"**和谐文化，中道，顺势利导**"。

（三）有汗无汗

发热恶寒，有汗没有汗，后者是用药不同的一个区别特点。实际上根据有汗、没有汗可以将感冒判断为两种。一种是没有汗的，你看不出有汗，你也摸不到有汗。我告诉你，有一个摸法：你摸他的皮肤也好，或者胳膊也好，或者胸也好，你摸，很干爽，很滑爽，这是一点汗都没有；如果不是干爽，而是"黏黏"，那就是微微有汗，可以算作是有汗。

关于无汗，不要仅凭患者说无汗，你就认为是无汗，永远也不能仅听别人的！患者说无汗，你鉴定一下他是不是无汗，他要真是无汗，你摸一摸他的皮肤，光滑干燥，或者是粗糙干燥。因为人的皮肤不一样，皮肤细腻者，摸起来是光滑干燥，皮肤粗糙者，摸起来是粗糙干燥，反正都有一个干燥。

用麻黄汤的关键是无汗，绝对无汗的时候可以用，有汗则不能用。

用桂枝汤时则患者身上是有汗的，或者是潮乎乎的，或者是一阵一阵地潮乎，不规则，不是持续地。但一定是有汗的，无汗不能用。

（四）小儿的哭

（学生：成人肺感染表现是胸闷、胸痛，咳喘高烧、痰多，可是有大便秘结，但是不会说话的小孩子，怎么判断他是不是胸痛？比如肚子疼，他两只手按着肚子，胸痛、胸闷的话，他是不是两手按着胸呢？）

你是凭想象说的。实际上不是这样的，胸痛不必针对胸痛，你只要认识到患儿得了肺感染，自然就有胸痛。你就治肺感染，胸痛自然也就没有了。你看看孩子在肚子痛的时候是拿手捂着吗？你认为哪儿痛就捂着哪儿啊？其实不是的：你要看出小孩子是不是腹痛，从哪儿看啊？通常是孩子曲着腰哭，而不是捂着腹部，要是头疼呢？

（学生：皱着眉哭。）

你看，你这孩子聪明，头疼是皱着眉哭。明白了吧？要观察，要多看，跟着患者学。饿了呢？

（学生：吃奶呗。）

饿了的样子，他就不知道，他就知道吃奶。谁知道孩子饿了什么样？做过母亲的知道不知道？

（学生：我有一个女儿，女儿又有一个孩子，他俩都是我看着长大的，孩子饿了什么样，我还说不清。）

母亲的母亲都说不清！因此我得好好说清楚。孩子要是饿了，我连看也不用看就知道，孩子哭的那声音不一样。你回去体验体验，你看看别人的孩子要是饿了，那哭的声音是什么样的？要自己有孩子的，甭说，饿了哭的那个声音没有后劲，和疼不一样，带过孩子的都应该知道这个。孩子尿了哭呢，我说"赶紧换尿布去！那孩子早尿了，去！"去了一看，一包都是尿，他哭的声音也不一样。孩子吃得太饱，哭的声音又不一样，饿了哭的声音不一样，肚子疼、头疼他表现都不一样。对此要观察，慢慢地观察吧，什么都可以从大自然里看出来！

三 各种发热以及伴见或后遗状况的治法

（一）病毒性感冒——麻黄汤

当感冒的症状表现为"**发热恶寒，无汗，头疼、身痛、腰疼、关节疼，喘**"。这是麻黄汤证，感冒的性质为流行性感冒、病毒性感冒。

感冒发热恶寒时，身体皮肤滑爽，为无汗。关于脉浮紧，这种过高的体温，没有脉浮缓的；若是脉浮缓，这个供血缓慢的程度，体温绝对提高不到40℃。关于喘，没有汗还喘，这是为什么？就是体温过高，患者要利用肺与外界的温差发散体温，因此有喘。因为不仅是皮肤出汗，我们的肺也会向外排异。病毒性感冒一定会有身疼，所有的病毒性传染病都有身疼。不是病毒性的外源性疾病没有身疼，但可以表现出四肢酸软无力。

麻黄汤：

麻黄10g　杏仁15g（研）　　桂枝30g　甘草13g

以上是成人量，如果是孩子，11~15岁用成人量的1/2，5~10岁用成人量的1/3，2~4岁用1/4。这都是一天的量，分早晚两次吃，**汗出即停药**。

如果你遇到了一个病毒性感冒，你敢不敢用麻黄汤？谁来回答？

（学生：不仅仅是儿童，中、老年人也都会得这个流行性感冒。得了这个病以后，使用麻黄汤遇到的最大的问题是：大家已经形成一种观念了，得了流行性感冒以后先去输液。昨天您讲的那句话非常好，"谁没有受过伤害，谁就不知道中医的宝贵！"患者长时间输液病也不好，回过头再找中医治疗。麻黄汤这个方子很好用，麻黄的常用量在10g、15g，甚至20g，我都用过，很安全。但是患者一来就给他开麻黄汤，很多人不接受，嫌麻烦，这中间就得给他们做思想工作，解释这个病的趋势应该向外走，而不应该压制它，需要我们做大量的思想工作。麻黄汤这个方子本身是没有问题的。）

（学生：麻黄汤，我用过几次，基本上服用半剂药（即喝1次煎剂）病就好了。

但是我在临床上经常遇到一个问题：在小孩得了感冒以后，除了上医院以外，大部分家长通常会给孩子用一些退烧药，比如泰诺、百服宁。患儿家长说，反正我这也退烧，也出汗，而且出汗出得挺多，但是 4 个小时以后又开始烧，咨询我，是什么原因导致患儿又开始烧。我在解释这个问题的过程中，解释得不很透彻。因为患儿也出汗，那么出汗是因为这个毒没有排尽呢？还是因为用西药退烧以后造成的后果？）

这个问题是常见的。弄点西药吃了，既出汗，又退烧，但就是治不好病！过几个小时孩子又发烧，这是个什么问题呢？让我们先来看他用的是什么药，西药出汗的这个机制是什么？西药的这个出汗叫副作用，而我们看成是它的主作用了。西药退烧了跟我们麻黄汤一样，出汗了也跟我们麻黄汤一样。两者不一样的地方就是，麻黄汤退了烧就好了，西药退了烧过几个小时还烧。那么麻黄汤退烧是因为什么退烧的？怎样退烧的？发汗，汗是从哪儿来的？汗从汗腺中来。汗腺的汗又是从哪儿来的？汗腺的汗从血液来的。西药发的那个汗，从哪儿来的？不发烧的时候吃那个药也出汗，他那个出汗，一次、两次、三次，老出汗，结果是什么？结果是违背了我们说的禁律，"**发汗后不可再发汗**"，他发汗后再发汗、再发汗，说不清发了几次汗，**伤津液**，导致其他的病。也就是说，我们这个汗是帮助本能的，我们的目的不是让他出汗，是让他排异；西药的出汗不是帮助本能的，西药本身就有毒性，两者完全不一样。

（二）普通感冒——桂枝汤

如果感冒出现"**发热恶寒，有汗，头疼，鼻塞，身无力**"，时而有汗时而无汗，有汗的时候体温不高，一会儿又没汗了，而体温升高了，38~39℃，没有太高的体温出现。

这是普通感冒，体温不甚高，头疼，不甚疼，身疼时酸软，身上有汗，或者是鼻塞、喷嚏、流鼻涕、咳嗽，有这些症状，恶寒程度比较轻，叫恶风，讨厌风，这是桂枝汤证。

桂枝汤药效很平和，但是请记住：**没有汗不能用桂枝**，一定是有汗的，无汗不能用。

桂枝汤：

桂枝 30g　芍药 30g　甘草 13g　生姜 12g

大枣 12 个（切）

上述用量是成人量，成人分两次吃，早晚各一次，11~15 岁患儿用成人量的

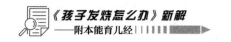

1/2，6~10 岁用 1/3，3~5 岁用 1/4，其余酌量。

一开始就有咳嗽，或者是喘，或者是身热退了以后，身和神清以后，还有遗留的咳嗽，可以用桂枝汤加厚朴杏仁。开始有咳嗽，用桂枝汤加厚朴杏仁，热退身和之后，有喘和咳嗽，仍然可以用桂枝汤加厚朴杏仁。

使用桂枝汤和麻黄汤的区别在哪儿呢？在于体温的高和低，最重要的是有汗、无汗。病毒性感冒和普通感冒的区别之一在于是否有身痛。要是嗓子疼，能用桂枝汤吗？答案是不能用。

（三）麻疹和咽炎——透表排异汤

（学生：麻疹有发烧，怎么跟感冒进行区分？）

感冒跟麻疹有什么区别呢？两者的区别是：第一个，从发烧上看麻疹，麻疹的体温不是很高，最高也不过 39℃，而且发烧是阵发性的，一会儿高，一会儿体温自己又下去了。患者没有鼻塞，没有身疼、头疼，症状是轻微的，但是患者都有咳嗽、喷嚏、流眼泪，往往还有下利，下利不是人人都出现，是常常发生，不是必然发生。至于发烧，开始时伴见短时间的发冷，之后不再发冷，只是发烧。患者的口腔是干燥的，**它有一种势力是上冲的，没有汗**。患者的脉搏是脉数，不是脉浮。头一天你也可以看看患者口腔黏膜有没有充血，第二天更应该看。麻疹常常是孩子不觉得，大人也不知道，突然之间看见出疹子了，其实孩子体温也不高，孩子经常还在玩呢，自己就好了。这就是我刚才说的：排异可以发烧，也可以不发烧，不是必然发烧。但是不发烧的，会在不知不觉中麻疹出疹的过程就结束了。

脑炎跟麻疹没有什么区别，因为他们都是要透表的。

但是对于麻疹，你不要随便发汗，桂枝汤、麻黄汤都不可以用。千万**不要随便发汗，你可以怀疑他是麻疹**。在麻疹流行期间，村子或者学校已经有孩子患有麻疹，又看见这种发烧的孩子，你可以怀疑他是麻疹，你可以给他药吃，他可以平平安安地把毒排出来，我们所用的这个方子，我现在给你写出来。

透表排异汤：

金银花 30g 连 翘 30g 牛蒡子 30g 牡丹皮 30g

当 归 20g 红 花 20g 桃 仁 20g（打） 紫草 20g（便秘者加） 黄连 20g（下利者加）

大便秘的加紫草，下利的加黄连。其他别的烈性传染病，属于透表的都可以用这张方子。

下面我给大家介绍一下银翘汤。这个**银翘汤**呢，可不是银翘散，它是我们的自拟方。你看这个方子是用于治什么的呢？答案是用于治疗**慢性咽炎急性发作、急性咽炎、扁桃体炎、腮腺炎**，反正就是以上炎症出现又红、又肿、又热的。这说的是在头部，颈项以上出现这些症状。至于**红眼病**，咱也用过银翘汤，把这个方子简化一下，加了大黄，就适用于咽炎、扁桃体炎、腮腺炎这一类的病，还包括**齿龈炎**，当其又红、又肿、又疼时。你看看哪一张方子该加大黄？凡是有肿块的，大便秘的（注意：大便秘结、大便干燥表述不同），都可以加大黄，加紫草。有紫草的，还可以再加大黄，治的病范围不就扩大了吗？

附：

急性咽炎：

嗓子疼，局部红、充血、又肿，不发烧、不发冷。处方如下：

牡丹皮 30g　大黄 10g（渍）

大便干，加紫草 10~20g。

有向外走的趋势，体温不低于正常，咽部有充血。

若发烧、咽喉红肿、咽疼，有白色分泌物，化脓，大便干。处方如下：

金银花 30g　连翘 30g　牛蒡子 25g（打）　牡丹皮 30g

桔梗 20g　山豆根 20g　紫草 20g　甘草 15g

葛根 40g　知母 30g

大便不干，去知母。分两次服。

慢性咽炎，去紫草、知母，分 3 次或 4 次服。

红眼病方：

大黄 10g　牡丹皮 30g　茯苓 40g　泽泻 30g

桂枝 30g　甘草 15g

上 6 味药用水 500mL，煮沸后 10 分钟滤汁，渣再加水 200mL 煮 40 分钟，滤汁。两次汁相合，分 2 次服。早饭前、晚饭后各服 1 次。年龄小、体重轻的患者酌减服用量。

服药后忌食腥、荤、肉、蛋、乳品、辛辣、过咸品类，忌烟酒、疲劳，以静养为佳。

大黄促进肠胃蠕动，通大便，这会导致血液下趋。血液下趋则使头、目部血向下行；牡丹皮能使头、目淤积的充血性肿大消解，在大黄造成循环下趋的状态中，增强循环，眼部新陈代谢加强；桂枝助牡丹皮通行血脉；茯苓、泽泻利尿，共同完

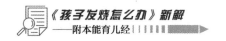

成眼部血中排异物的活动。

（四）宿食发热——三黄泻心汤

身热，不恶寒，或有汗，厌食，心下气痞，按之软，指弹之有气体声，大便秘或不大便。

三黄泻心汤：

大黄 16g　黄芩 30g　黄连 15g（打）

上述用量是成人量，12~15 岁患儿用成人量的 1/2，7~11 岁用 1/3，3~6 岁用 1/4。

（五）痢疾——白头翁汤

（学生：小孩还有一种发烧，同时有痢疾，送到医院，看病的医生说：你小孩痢疾一天拉好多次，肯定要脱水，给你小孩输液，上抗生素，遇到这种情况，我们应该怎么处理？）

遇到这种情况，绝对不能盲目止痢疾，而是应该治痢疾，可辨证用药，不拉就好了。医生是怕脱水。拉痢疾一般不大会脱水。如果是水泻，排出去的是液体，不断地往外排，止不住，为什么会止不住？因为对抗了本能系统的能力，其实它对抗不了，肠子里有害的东西要排出去，若不让它排，它势必更急着要排出去，因此他排的是非常稀非常稀的水一样的粪便。如果不是这种水一样的下利，而是属于粪便或者是带有肠黏膜的粪便，不会脱水，这时候不是去止利。止利是什么意思？止利，是指我们帮他排出去，下利就止住了。和发烧是一样的，上来便退热，你退不了，往外排就不热了，两者完全是同一个道理。下利也是排异反应，我们顺势利导，让异物往外排，患者病就好了，患者不会脱水。我们是要治病，先不去考虑他脱水，应赶紧给他排异。如果他排出去的是肠黏膜，看着像脓和血一样的东西，或者是带有肠黏膜的粪便，用**黄连、黄芩**。再看他是否发烧？如果有发烧、口渴，这个更好治，用**白头翁汤**。

白头翁汤：

白头翁 30g　黄　连 20g　黄　芩 30g　黄　柏 30g

白　芍 30g　茯　苓 40g　泽　泻 30g　甘　草 15g

分服。

附：

急性肠胃炎——芩连葛根汤

发烧、呕吐、下利稀水、腹疼、身疼或者浑身发酸没劲、口渴。处方如下：

葛　　根 40g　川黄连 25g　黄　　芩 30g　秦　　皮 30g

白　　芍 30g　茯　　苓 40g　泽　　泻 30g　甘　　草 15g

呕吐加法半夏 20g，生姜 15g。

呕吐、下利，口不渴、不发烧，则不用上方。

急性肠炎，一天多次大便，腹痛，有的发烧，用黄芩黄连汤。

发烧、口渴的，要出点汗，因此加葛根。

黄芩黄连汤方：

黄芩 36g　黄连 30g（捣）　白芍 30g　甘草 15g

分两次服。

黄芩黄连汤加葛根方：

葛　　根 50g　黄　　芩 36g　黄　　连 30g（捣）　　白　　芍 36g

甘　　草 15g

分两次服。

着凉腹痛，大便通畅的，用桂枝汤。

（六）咳喘——桂枝加厚朴杏仁汤

治咳喘，从汗排异。

感冒热退神清身和，留有咳喘、稀痰的可以服桂枝加厚朴杏仁汤。平素有咳喘的人感冒后，发烧恶寒有汗出的，用桂枝加厚朴杏仁汤。

可能**有一点恶寒，有一点发烧**，也可能不明显，但是**有喘、咳**。桂枝加厚朴杏仁汤吃了以后，还是要出一点汗的，这就是因为第一次发汗排异不彻底，还有异物没排出去的。

患者在感冒之前就有喘，感冒了带着喘。感冒来了，本来是桂枝汤，再加两味治喘的吧，就成了桂枝加厚朴杏仁汤了，吃了就好了。那么感冒之后，服用以上方药则热退、身和、神清了。所谓身和，是指既不发冷，也不发烧，平和了。神清，是指头不疼，也不昏，也不头眩，神志很清醒，很清凉。就是说感冒基本上好了，只剩下轻微咳嗽、有点喘。不管是感冒之前带来的或者是感冒之后新发的，只要是这样的喘和咳，则守上方，续服桂枝加厚朴杏仁汤，喘、咳就能痊愈。

桂枝汤治感冒最重要的是掌握"发烧恶寒、时而有汗"的，如身上干燥无汗的不能服桂枝汤。谨记，莫误，莫误！

桂枝加厚朴杏仁汤：

桂　枝 30g　芍　药 30g　甘　草 13g　生　姜 15g

大　枣 12 个（切）　　厚　朴 30g　杏　仁 20g（研）

水煮两次，汤合一碗。成人分早晚各服 1 次，12~15 岁患儿服 1/2，7~11 岁服 1/3，3~6 岁服 1/4，其余酌量，服药后喝一碗热稀粥。

对于以上喘、咳，光吃厚朴、杏仁不行吗？为什么还要加用桂枝汤？原因在于这个厚朴、杏仁治喘、咳，需有一个排异出路，当其与桂枝、芍药配伍时，更好地形成了一个排异出路，再出一点汗，即是从汗往外排异的。

（七）气机失调——柴胡汤、瓜蒌汤

（学生：小孩感冒以后，可能治疗了，也可能没治疗，几天以后不发烧了，但是有咳嗽，还有点喘，遇到这种情况怎么办？）

这个要先问他治了没有？在感冒当中治过没有？吃过什么药？如果要退过烧，不管是用抗生素，还是用激素退过烧。你看他舌头是白的，薄白，脉是弦细的，人没有精神，易烦恼，不想吃，有时候还出现呕，大便也不正常，便秘或者便溏，也可能是便秘两天，溏泻两天，接着又便秘。如果是这种情况，就是感冒退烧或者是失治，但也不限于感冒，也或者是其他病，误治、失治。失治就是失掉了治疗的机会，没治，造成气机失调。关于这一点，应该告诉小孩的诊治医生。下面我给你开一个方子。

柴胡汤：

柴　胡 30g　枳　壳 30g　党　参 30g　法半夏 15g

茯　苓 40g　黄　芩 30g　甘　草 15g

大便干燥者，加大黄 10g。

如果大便干，可以加大黄。如果没有大便干，有发冷发烧、寒热往来、发热恶寒的，去大黄，加桂枝。因为大黄在这个方子中用量不大，是用于通肠的。针对气机失调，主要不是要通肠，而是要自主调节。

（学生：如果不是退烧，而是没有治，过几天以后烧也退了，他总是咳嗽、喘。）

针对上述咳嗽、喘，建议用**瓜蒌汤**。误治能造成气机失调，失治也可能造成气

机失调。

瓜蒌汤：

瓜　蒌 36g　柴　胡 30g　甘　草 15g　杏　仁 30g

厚　朴 30g　桔　梗 25g　茯　苓 40g　枳　壳 30g

陈　皮 30g

水煎分服。

上述用量是成人量，12~15 岁患儿用成人量的 1/2，7~11 岁用 1/3，3~6 岁用 1/4。

（八）肺炎——麻杏石甘汤

感冒退烧误治有可能导致肺炎。病毒性感冒，不该退烧而用物理方法退烧，用化学药物退烧，造成肺炎，出现发烧，汗出，口渴。其治法采用跟治疗原发性肺炎一样的治法：采用麻杏石甘汤治疗。主要是从小便排异，本来有汗，也从汗排，同时它也有从大便排的意思，因为石膏有轻微通肠的作用，也有发汗的作用。

发烧不甚高，38~39℃，汗出，口渴，**没有恶寒，有咳嗽，有喘，用麻杏石甘汤，注意：一定是没有恶寒。**身无大热，有汗出。患者有热，一出汗就排出来了，所以他身无大热，38~39℃，这不算大热，因此叫身无大热，汗出，汗出后还老喝水。

麻杏石甘汤：

麻　黄 10g　生石膏 60g（打）　　杏　仁 20g（打）　　甘　草 15g

金银花 20g　连　翘 30g

上面这个方子出自张仲景的《伤寒论》（按：加了透表的药，效果更好）。《伤寒论》上说喘，不提咳，因为只要说喘，就一定有咳嗽。要是没有咳嗽，没有喘，那就是白虎汤证了。

（学生：关于麻杏石甘汤，有汗的时候，还用麻黄，热不是很高，也还是用了石膏，怎么理解这些药的用法呢？）

麻黄这味药，有发汗的作用，有利尿的作用，即在此它有两个作用：跟桂枝一起用，它就发汗；跟石膏一起用，它就利小便。**石膏**是这样的一味药：跟发汗的药一起用，它不妨碍发汗；跟通便的药一起用，它不妨碍通便。当患者身无大热，有汗，针对这种情况应该发汗吗？他时时有汗，热还不退，还可以发汗吗？杏仁、甘草不是发汗的药，**杏仁**是祛痰的药，所以这张方子中麻黄不是发汗的药，而应该是利小便的药。

（学生：小儿肺炎症状是面部发红，发烧至38℃、39℃，哭闹的时候身上有点汗，有严重的中毒症状，鼻翼煽动，呼吸急促。那么麻杏石甘汤这张方子，是不是可以加上金银花、连翘和牛蒡子三味药呢？如果把这些药加进去，会不会影响这张方子的利尿速度？）

上述处理将不影响利尿速度。可以加以上中药，不必三味，两味也可以，如金银花、连翘。金银花、连翘透表的作用不光是通血，还有向外的一种作用，肺炎是可以向外的，也可以利尿。肺里的东西能从小便排出去吗？答案是能。其根据是什么呢？

人是一个对外开放的器，上下相通、内外相通，涵附了生命的能，没有一个地方是跟外界不通的。肺为什么不能跟小便相通呢？我认为，两者能相通。两者都在一个大的循环网络里头，中心部分是个泵，尤其肺和心脏连成一个小的循环，这个小的循环连着一个大的循环，肺和外界也是相通的。泌尿系统的尿是从哪来的？尿是从循环来的。循环是全身无处不在、无处不有的一个环，因此肺里的异物可以从大便排出去，也可以从小便排出去，也可以从汗腺排出去。

你看看，桂枝汤从哪排异？桂枝加厚朴杏仁汤是从汗腺排异；麻杏石甘汤从哪排异？麻杏石甘汤是从小便排异；瓜蒌汤从哪排异？瓜蒌汤从大便和小便一块排异。

（学生：麻黄和石膏配伍时可利小便，但是麻杏石甘汤在《伤寒论》的原文，没有利小便的趋势，怎么理解这一点呢？反正条文中没有说小便不利，我看不出来利小便的趋势，我们不是要顺势利导吗？）

麻杏石甘汤治什么？你看原文"**发汗后不可更行桂枝汤，汗出而喘，无大热者，可与麻黄杏仁石膏甘草汤。下后不可更行桂枝汤，若汗出而喘，无大热者，可与麻黄杏仁石膏甘草汤。**"一个是汗后，一个是下后，对吧？

大汗以后，从汗排异了；或者是用下法后，用通大便和用承气汤的方子通大便了；通大便了，应该病好了，但是病却没好，对不对？病没好表现出什么症状了？身无大热，是指有点热，没大热。因为大汗、大下以后，一次排异过程已经过去了，身体还有点热，还是汗出而喘，还能发汗吗？此时不能再发汗了。因为大汗出以后不能再发汗了，也不能再下了，没可下的了。为什么大下、大汗以后，还有身热汗出而喘呢？汗出而喘，说明问题在肺里呢！还是要往外排异，还有汗出，出不来，不能再出汗了，怎么办呢？利小便吧。如果原文说成小便不利，麻杏石甘汤主之，那和利小便的药全混了，能说吗？我认为，不能说。原文确实没有说小便不利，它要是说小便不利，这就成了这个病的主要趋势了。凡是提到小便不利的时候都是用五苓散、猪苓汤，加茯苓、泽泻，这是用利尿的根据说小便不利。现在五苓散不能用，猪苓汤也不能用，两者虽然均是利小便，但是它们利不走肺里的痰。

那么现在身热，汗出而喘，怎么办呢？采用麻杏石甘汤吧，服用之后就好了。麻黄杏仁石膏甘草吃了就好了，那么肺里这个热、喘上哪儿去了呢？我们要明白来路和去路。没发汗，为什么好了？没有通便，怎么就好了？吃了麻杏石甘汤，大家知道有什么变化吗？我来告诉你：患者小便多，通常不到半小时就小便一次，半天工夫小便了 8 次，尿了就不喘了，你说这是怎么回事呢？这排异从哪儿排的？答案是，从小便排的。

我给你们讲一个故事：前几年我有一次得了这个病，我就开麻杏石甘汤，拿了药，保姆给我煎了，我就喝了药。没想到，20 分钟不到就小便 1 次，然后 10 分钟就小便 1 次。我说怎么这样呢？我以前服用麻杏石甘汤不这样啊！倒出那药渣子，仔细一检查，发现药渣里没石膏。我说："这药怎么没石膏呢？"保姆说："什么叫石膏？"我说："单包的那一包。"她说："你看是不是这一包？"拿来我一看，3 剂药的石膏还包着呢。我说："你怎么不搁啊？""我忘了。"一会儿之后我就尿不出尿来了。再尿就是几分钟尿一次。尿量很少，连一酒杯的量都没有。撑得我啊，实在是不行了。我说："赶紧给我抓药去！"抓的什么药呢？抓了利尿药——五苓散。一边熬着，我就一边喝，两剂药一块喝。喝了药还是不行，憋得我实在是不行了。然后我说："不行，送我去医院导尿吧！"到了医院进行紧急导尿处理。导出了好多尿！连导尿护士都吓了一跳。她说："天呐！我干了这么多年，从没见过谁存了这么多的尿，你这个膀胱怎么这么大？1700mL！"尿导出来，回家之后我的毛病就好了。

直到现在，谁也不知道我那一回得病是怎么回事。今天我把这个秘密讲给你们听了，那个保姆忘记给我药里搁石膏，差点酿成大事故。

这是麻黄没配石膏，因此不排尿。我上面亲身经历的那个利尿法谁受得了啊？要配用了石膏就不会这样。这回我可没白受罪，我算是铭记在心：千万记住，麻黄不能没石膏！因此麻杏石甘汤的作用，就是利尿，虽然原文中没提利尿，但实际上它是利尿的。若它不能利尿，它就治不好病啊！

过去有些医家观察到一个现象：尿和汗是同源的，汗多尿就少，尿多汗就少，观察到了肺跟尿的关系。夏天气温很高，我们就容易喘，此喘不是病理性的喘，这个喘呈现出呼吸幅度大、短促，这样喘是为了什么？这不就是为了散热吗？我们用肺来散热，尿就少了，因此针对这个现象，有一个说法，说：肺是水的上源，和肾是相通的。其实呢，五脏六腑都是相通的，但是肺和肾在水液代谢方面有这么一个关系。所以说，我们利尿，可以把肺里能溶解在水里的异物排出去。还可以从汗解，凡是从小便能解的，从汗腺排出也能解。我们这是在研究生命，我们看到生命过程中，存在一些通路。大肠跟肺的关系也很密切，横结肠在这儿是弓形的，就隔着一层膜儿和肺紧紧贴着。肺里的热就容易传导到大肠里，大肠的热也很容易传导到肺，所以肺和大肠的关系也是比较特殊的。

凡是通常说的六腑，说的五脏，咱们简单地说成五脏五腑，行不行呢？我们干吗非得说五脏六腑，五脏加一个心包也成了六脏了，我们就说五脏五腑吧。凡是腑，都是和外界相通的，凡是脏，都是和内部相通的。你看生命如此智慧，永远都是人研究不透的！大肠、小肠、膀胱、胆、胃，都有分泌功能吧？所分泌之物分泌到哪呢？所分泌之物分泌出来在肠里头。胆分泌物被分泌出来送到肠里头，胃分泌物也被送到肠里头，还有许多；鼻涕、眼泪，也分泌到外界，眼屎、耳屎，都是向外分泌到外界；还有向内分泌的，脑垂体、胰腺、肾上腺、性腺等好多腺体都是向内分泌的。向外分泌的东西，起作用之后就排出体外；向内部的分泌物，也是当其完成了使命，通过循环也被排出去。这是人整个的五脏五腑，一切的组织器官跟外界相通的那条路，小到一个细胞，跟这个大千世界是通着的。我们要是弄懂了这个道理，我们就会知道，我们身体的内部，无论什么东西，只要是有害的，都会被排出来，没有排不出来的。

生命构成是如此完美！大千世界，人与人之间，模样既相同，又各不相同，你不得不赞叹生命所蕴藏的智慧和神奇。

（九）肺炎高烧——瓜蒌汤

若到肺炎阶段再退烧，容易导致肺炎高烧。一般出现高烧、汗出、口渴。高烧，通常达40℃以上，也不排除38℃、39℃，不必伴见有汗，也不必没汗，**有喘、有咳，胸闷、胸疼，大便干燥或者是秘结**。处方如下：

瓜蒌汤：

瓜　蒌 50g　杏　仁 30g〔打〕　茯　苓 40g　桔　梗 30g

泽　泻 30g　甘　草 15g

如果腹满，加**厚朴**；厚朴既除胀满，也止渴止喘。水煎分早晚各一服。

这个方子用药味数不多，是我拟方的，我觉得不错，我自己用了很多回，回回都灵验，给别人用，也都灵验。

瓜蒌汤治疗的发烧要比麻杏石甘汤体温要高，一定伴见大便秘结，胸闷或者是胸疼，就是有胸的症状，有大便的症状，有喘、有咳、有发烧。瓜蒌汤对没热的患者也可以用。犹如一匹大马既能拉一辆大车，也能拉一辆小车。能拉大车的大马能不能拉小车呢？当然能。而一匹拉小车的小马能不能拉大车呢？答案是不能。

肺炎高烧是外源性疾病肺病的最严重的一个病状。麻杏石甘汤不足以治肺炎高烧，肺炎高烧时的痰又黏、又稠、又多，不是杏仁、厚朴能处理的，所以一定得用瓜蒌汤，即最重的病状出现时必用瓜蒌汤，瓜蒌汤治肺炎高烧，是通过大便和小便一块排异的。

为什么肺炎高烧时的胸疼、胸闷，喘得重，但大便还秘结？因为肺炎高烧时的排异过程，在肺里的异物没有出路，所以我们就用**茯苓**利小便，**瓜蒌**通大便。瓜蒌对肺里的痰液有清除作用，使肺里的异物有了两个出路，**桔梗**是排脓的，也排痰，**杏仁**也是排痰的。

（学生：不管是肺炎，还是肺炎高烧，如果有大便秘的话，是不是都可以用麻杏石甘汤加瓜蒌治咳喘？）

你说用麻杏石甘汤加瓜蒌吗？你为什么不用瓜蒌汤啊？

（学生：瓜蒌汤最主要的三味药就是瓜蒌、杏仁和桔梗，麻杏石甘汤里面也有杏仁，如果再加上瓜蒌和桔梗的话，对肺炎高烧来说，是不是可以起到同样的功效？既然瓜蒌汤未必要到高烧，甚至无热时可以用，既可以有汗，也可以没汗，也可见口渴，因此我觉得，跟麻杏石甘汤比较起来，两者使用的区别在于大便秘结。）

如果有大便秘结，有咳嗽、喘，就不是多汗了。瓜蒌汤和麻杏石甘汤的使用区别在哪里？使用区别在于大便秘结和汗出无大热，汗出而渴，无大热，此时一般适合用麻杏石甘汤。不管是肺炎，还是肺炎高烧，如果有大便秘的话，这两张方子应该说都可以用，但是用瓜蒌汤效果更好，病好得更快。

麻杏石甘汤是《伤寒论》上的方子，瓜蒌汤是《本能论》上的方子。《本能论》发展了《伤寒论》。对肺炎高烧而言，不用瓜蒌汤，也不是不能治好，但不如用瓜蒌汤。瓜蒌汤1剂，能使患者41℃高烧退了，而麻杏石甘汤起不到这个效果。同样的高烧，你让患者吃3剂能退烧，而我用1剂就能退烧。

四　用药说明

（一）剂量说明

（学生：这个中药用量实际上还是按体重来计算的吗？）

一般按体重，若不按体重，就按年龄。这大概就是中药与化学药物不一样之处。这些中药的使用都非常安全，没有任何不良反应。

（学生：关于服药量的多少，是不是煎药的时候各种药用量多少克，还是多少克，只不过服用的时候根据年龄而定服用量？）

对！通常我们说服用几分之几的量。如果煎时用的水多，服用时是几分之几的用量，用的水少了，也是几分之几的用量。这样自己可以稍微有点弹性，因为这些药都是非常平和的药：**桂枝**是桂树那个枝，**芍药**是芍药花的根，**大枣**你吃两把，通常也没事。

麻黄汤里头的**麻黄用量**不能太多，太多量则会导致出汗太多，所以一定要限制在一个有效量范围才行。因为是给大家开的，给母亲们开的方子，跟医生用量不大一样，所以这个量比较小一点，但是要考虑到有效。**杏仁**不也是能吃的东西吗？再一个是桂枝、甘草。因此这些药都是非常平和的药。若服用一次出不了汗就再吃一次，多吃一点，汗不就出来了吗？只要出一次汗病就好了。然而有些患者一边输着液，一边不是照样发烧吗？不是照样连续几天发烧吗？

（学生：您开的这几张方子，麻黄汤用的麻黄是10g，桂枝汤的生姜用的也是10g，三黄泻心汤中黄芩用得比较多，大黄用得比较少，您是怎么考虑这些中药用量的？）

我是根据什么考虑的呢？我研究《伤寒论》几十年，我认为《伤寒论》上的药物用量，有的我们可以去用，有的我看不合适，我就把它修改了一下，修改后我用了几十年。我的用药，说是习惯也好，说是我个人的常用量也好，由于我讲的是"大医传承"，因此我对你讲的是我自己的用药经验。你若是看到有不合适的地方，你可以根据别处的用量，前提是你必须要有经验，要有根据，你不能在用药量上给人家添麻烦。我这个用药量，第一个是安全治病，可以传给你，我没有十分把握的东西，我也不会传给天下母亲。

（二）方药说明

桂枝是温通血脉的，它是让停留的血赶紧流走。

麻黄这味药，既可发汗，又可利尿。它的两个不同作用的发挥与配伍有关：跟桂枝配伍使用，它就发汗；跟石膏配伍使用，它就利小便。

石膏，当它跟发汗药配伍使用时，它不妨碍发汗；它跟通便药配伍使用时，它不妨碍通便。

（学生：杏仁是用炒的，还是生的？从《伤寒论》上看到"杏仁去皮尖"，这个有什么讲究没有？）

杏仁是用炒的。"杏仁去皮尖"，在汉代就去皮尖。这个皮和尖，有一点小毒，不是致命的毒。杏仁带着皮尖，你可能没感觉；它去了皮尖，你也没感觉。

（学生：杏仁有润肠通便的效果，在桂枝加厚朴杏仁汤、麻杏石甘汤、瓜蒌汤这三个方子里边都有杏仁，我觉得是不是同时也有从大便排的功效？特别是桂枝汤加厚朴杏仁，因为发汗以后不顺利，有东西没排出来，那么加厚朴杏仁，是不是要从大便往下走？我认为，在小承气汤中加枳实厚朴，就是让肠胃排空通大便，是不是这三张方子都有从大便排的效果？）

我认为，杏仁在这张方子里头不是通便的，厚朴、杏仁在这张方子里头都不是通便的。因为桂枝汤是解表的，就是解肌的，解肌就是发汗。没有一张方子是既走表，还通便。

这三张方子里头都有杏仁，都是用于治痰的，都不是用于通便的。杏仁能润肠，但不是通便。你看杏仁、桃仁这一类的中药油脂多，都有润肠的作用，和通便不是一回事。

大承气汤、小承气汤，用枳实、厚朴是为了什么？大黄是通便的，枳实、厚朴只是起一个助动的作用，是除胀满的。如果说没有枳实、厚朴，那么这个重点就没放在胀满上。只要有大黄，就能通便，芒硝也能通便。调胃承气汤就是用大黄、芒硝、甘草，为什么？因为调胃承气汤不用枳实、厚朴，是因为没有胀满，但有燥屎，大黄、芒硝就解决了。小承气汤是腹胀满，所以用枳实、厚朴佐大黄。大承气汤症状是胀满而疼，大黄、芒硝都用了，枳实、厚朴也都用了。

（学生：在瓜蒌汤中有没有可能出现加用桂枝或者加用石膏、知母的病势？我

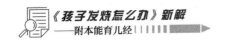

是看到以前您那个肺炎高烧的方子中有知母跟瓜蒌一起用的，通过大便来排异。）

上述问题有点意思，但直到今天我还没看到以上情况。你继续看，等你看到了以后，你告诉我一声，你这个想象非常好。我唯恐瓜蒌通便作用不够，所以我加了30g知母。知母既是通肠的，也是排异的。知母是白虎汤的一味主药。白虎汤就是通肠的，仅次于承气汤，是下法中的轻剂。包括泻心汤、白虎汤、白虎加人参汤、栀子豉汤，叫清法，实际上就是下法的轻用，也是排异的，是从大便排的。

过去、现在都存在一种情况，把方子开得混乱不堪，可能就是这种思维的放大。此外，还有出现什么症，再加上点什么药，就是你说的这个，忌讳这样做！一张方子和一篇文章一样，不是字越多越好，是用字越少越好！内涵越多越好！

这个瓜蒌汤加知母，可以有两种考虑：一个是不用知母，重用瓜蒌，即再加上30g瓜蒌，不用30g知母；另一个是用30g知母，不加瓜蒌。你要从中选择一个，要有根据地选择一个。如果你认为肠里有可下的，比如说腹部胀、满，你可以选用知母。无论是选用知母，还是选用瓜蒌，都不能没有根据。

用药，要精准，有的放矢，并非药味越多越好。

（学生：在使用透表方时，如果患者出现便秘的话，您强调要用紫草，而且只能用紫草。原因何在呢？）

像遇到麻疹、猩红热、脑炎，或者是长痈、肿，发烧的肿，治宜透表。此时最好用紫草，什么也不能代替紫草。为什么呢？因为紫草是活血的。

（学生：我说两个病例，一个是成功的，另一个是失败的，都是透表的那张方子，用治咽炎。我自己前两年，嗓子疼，我吃了金银花、连翘、牛蒡子、牡丹皮、桔梗、甘草和山豆根，吃了以后就呕吐。我不知道是因为我的嗓子疼不严重，或者是我药开得不对。另外一次是给一个朋友治疗：我朋友嗓子疼、干、乏力、咽不下、恶寒，但发烧不明显，我也开了同样的方子。2小时以后，他所有症状都消失了，也就是说两个小时就好了。我就想了解，为什么我给自己开方子的时候，吃药后就呕吐，而我朋友却很快就好了……）

你用山豆根没有？

（学生：我自己的方子中用了山豆根15g，给我的朋友，没敢开山豆根，但是也好了。怎么理解这个？不知道是不是没对症？或者是因为症状严重或不严重？我的理解是，严重的时候用山豆根，不严重就不用了。）

你的理解是不对的。山豆根非常苦，非常难吃，它有催吐的作用。我一般不用山豆根。你吐，是因为用了山豆根，他没吐，是因为没用山豆根。他好了，你若不吐，你也好了。你吐出来了，和没吃一样，你怎么会好呢？跟症状严重不严重没有关系。山豆根可以不用，除山豆根有催吐的作用之外，桔梗也有催吐的作用，但比山豆根要轻。

（学生：犀角地黄汤的犀角和羚羊角也是透表药吗？）

这可不好说。一般来说，犀角是解毒的，羚羊角是息风的。犀角地黄汤是温病学上的治法。这个犀角，现在你就找不到，而且贵得出奇。我们尽量不用，不用也不是不能治好病。善治病者，不是非要用好药，而是善用普通药。

打个比方说，当需用10g犀角（10g犀角不算多），若只用几分，就没用。有一个孩子，当年因麻疹，被别人给治坏了。这个孩子被别人退烧了，全身出现败血现象。两腋下都烂了，烂得和肺相通了。一呼吸，"啪、啪、啪"，两边都冒气泡，胸腔都烂通了。人家拿大斧子帮我劈犀角，我再用菜刀将犀角破成细片。然后我放半砂锅犀角煮水，让他喝。这半砂锅犀角，你知道得多少钱吗？假如这半砂锅犀角是100g，就得花费十几万，因此我们不提倡用这么昂贵的中药。那大黄牡丹汤、桃核承气汤啊，就很简、便、廉、验，顶多二三十元钱。犀牛现在是世界保护性动物，临床上也并不是非犀角不可。温病学家的用药习惯是这样，但张仲景没有一次用犀角、羚羊角。张仲景用驴皮、猪肤、羊肉，或者用一些昆虫。

中医有许多流派，用药有一个态度，有的是不可继承的。北京有位大医，名气很大，中华人民共和国成立以后还活着，还给人治病呢，这人有个毛病，给有钱人治病时有意用贵重药。我讲个例子给你听：有一位国民党将军，他弟弟是我儿时的朋友，朋友跟我讲他们家的事。有次，这位将军病了，开车去将这位大医接到家里来看病。大医看了病后，开了张方子，到鹤年堂去拿药，鹤年堂是北京第一家卖饮片的。这一剂药花了1800块大洋。药贵在哪儿呢？他用吉林野山参，要中段3钱。这一支人参前头半截、后头半截，都算下脚料儿，不要了，但不要的下脚料的价钱也折算进这3钱里头，太浪费了。诊费50块大洋。那时候，60块钱能买一两黄金，一两黄金是33g。这50块大洋是出诊费，门诊是5块，出诊就翻番了，夜间出诊又翻几番了，翻到50块钱出诊费。将军吃了两剂药后病好了。这个病一共花了3000来块钱，另给了1000块钱的礼券。此次看病贵在哪儿呢？一个是诊费，一个是吉林野山参。有位朋友当时在诊病现场，就说："大夫，您这张方子，要不用这段吉林野山参，用党参行不行啊？"这也是位内行啊。大医回复说："用党参不行啊！""怎么不行啊？""哎，贵人吃贵物儿啊！你要给他开几百块钱的药，他不吃，你开几千块钱的药，他就吃了，吃了就好了。党参才值几毛钱，那哪行啊？"现实中有些人也像这位大医一样。而另有一些人，一般药能治的病，绝对不用贵重药去治。

这张方子除了犀角还用了什么？还有地黄、芍药、牡丹皮。犀角地黄汤里治病的药是什么？是地黄、牡丹皮，那贵重的药是犀角。化瘀血并不是犀角的能力，而是牡丹皮、桃仁的作用，甚至于生地黄也不化瘀血，而是养血，但是生地黄又有一个缺点，含有一点伤害胃的成分，患者吃了不好受，既说不上是疼，也说不上是胀，通常称之为"逆膈"。

猎人用羚羊角喝酒，据说用这东西喝酒不感冒。至于是否果真如此，我并不清楚。

自古就用犀角杯，据说是解毒的。犀牛在热带地区什么植物都吃，若吃了一些有毒的植物，它有反应，它肚子不舒服。有时候吃了有毒的东西肚子疼，它用大舌头舔，天天舔，时间长了，这儿舔出了一道沟。它这么舔，那么舔，舔不着的地方就长，舔着的地方就不长了。下头一个岗子，叫地岗，这儿的叫天沟。这两个特征都是由舌头舔出来的。辨别整个犀角真假，就是看有没有天沟、地岗。犀角解什么毒呢？怎样解毒？没人说过。你说它排异，吃了犀角之后，既没见到出过汗，也没见到大便过。有些事不好说。要说犀角活血也未尝不可，活血和解毒是近邻，活血和排异也是近邻，究竟是什么？我没做过深入的研究。

我们这种观念和方法，合不合乎天道？"高者抑之，下者举之。"无论是体温，还是任何一个系统，任何一个反应，合不合乎这个"高者抑之"，抑制之，压抑之；"下者举之，有余者损之，不足者补之。"医道是不是天道？医道是不是执中？是不是中道？天道是不是中道？大道至简，一看就知道。

（三）给药方法探讨

临床上如何给几个月大的孩子喂中药呢？遇到三四岁的孩子，不肯吃药，怎么办呢？谁有解决的好方法？

（学生：拿个注射器打屁眼里，从直肠直接给药。）

我知道你会说这个。但是，如果你将中药打进去之后，他拉出来了，怎么办？

（学生：要注意的是，药液既不能太热，也不能太冷；否则都会引起拉肚子。）

你说的是个好方法，医药需要发展，发展就是进步。中药面临着一个脱味儿的工程，把难吃的那个味儿去掉，这是可能的。我去年跟某理工大学的一个教授合作，教授说，这样处理后成本还低。若想完全脱去中药味儿，难以做到。但将中药味儿处理之后使之变得很小，令人可以接受，这个能做得到。再不然采用一种包埋的方法也是可取的。大家对中药味儿的处理方法，要有意识地积极思考。

（学生：小儿给药的问题，是很大的一个问题。从直肠直接给药对于泻心汤系列肠胃的问题效果比较好，但是对诸如肺炎、肺炎高烧，上部的这些疾病，从直肠给药有多大效果呢？效果是不是不够好？有没有更好的方法？)

至于有多大效果，一般来说，是 1/2，在直肠给药，最少药量得大一倍，即注射药量和服用药量至少相差一倍。采用大注射器在肛门给药，是我首先在临床使用的。我经常思考，若再有一个方法，别在直肠给药，而是在胃里给药，就免去了服药时的中药苦味。

（学生：过去有很难吃的西药，给小孩用那个糯米纸包裹了。）

是的，有用糯米纸把药包起来。但那效果也不是很好，糯米纸在嘴里稍微一停留，就化了，嗓子还是不舒服。还有别的方法吗？

（学生：市场上现在有小型雾化器，可以把 100~200mL 的药液放进去，开了雾化器以后，鼻腔那有个罩，一扣，患者就吸进去了，通过肺进去。）

在肺里给药吗？这个方法对中药而言，肯定不行！若肺里进去的水气太多，会引起呛、呼吸困难。就像我们在湿气重的环境里感觉人憋得慌。我亲身经历过一次：有一天，我睡觉做梦，胸闷得很。我从梦中被憋醒了。我没心脏病啊，怎么会如此胸闷呢？我仔细寻找、琢磨一番，终于找到原因：我有个加湿器，那晚睡觉时我感到屋子里干燥，而我最怕干燥，于是将加湿器开到最大功率，我就睡着了，谁知道加湿器制造了满屋的水气，从而引起我胸闷得很。

少量地在肺里给药，药从肺里渗透到肺循环里去；肠子里给药，药也是在肠子里，进入循环；在胃里给药，一部分，可能是一大部分，在肠子里转个弯，也是进入循环，若不进入循环，这个药就无效。要探索一条新途径，我们知道，人是上下相通，内外开放的，如果我们把药置放于胳膊上、腿上或者肚子上，给药施加点压力，让它透过皮肤进去，从这个循环里给药，我认为，这种方法是可行的。

（学生：我见过一位藏医，在治癌症晚期患者水米不进的时候，他把药用醋化开以后，敷在腹部神阙部位，一样能够起到一定的疗效。）

中医倒是有这个方法，用醋调大黄，贴肚脐以通便，贴在肝脏部位以通血。要是以后能在皮肤上给药，那就最好了。皮肤给药比现代医学的注射方法要好多了。注射方法，大多是把药物注射入血，而皮肤给药是通过组织、微循环进去，有些进不去的东西就留在外边了，它既比注射方法强，也比输液强。我想将来皮肤给药法一定会进入医学。我们没经费、没时间，做不了实验，等到你们有条件了，你们做实验去，把这个方法开发出来。

（学生：我知道一个人治自己的风湿病，他做了一个容器，自己钻进去，把药放在下边加热蒸起来。他长期这么给自己治疗，把自己风湿病治好了。他这是采用苗医使用的方法。）

这个方法古时候就有：有位大医，给窦太后治中风。他在窦太后床下支上锅，熬了数斤黄芪，窦太后躺在床上，盖上几床大被子，用药汽蒸她，就采用的是这种方法。实际上就是蒸法，用黄芪治窦太后中风，这是古代的一个病例。（按：许胤宗，南朝陈国柳太后，黄芪防风汤，公元6世纪中。）

（学生：很多母亲会问，给孩子吃这么苦的药，可不可以在药里面加蜂蜜？或吃完药后给他吃糖呢？但是红糖、冰糖、蜂蜜都是一味药，小建中汤里面就有饴糖，对于感冒发烧，比如桂枝汤里面加糖会有什么影响？）

其实药里放糖是糊弄孩子，还是难吃。有的药不能放糖，有的药可以放，比如利尿药，若放多了糖，会影响效果；而补血药，放点糖则无大碍。

（学生：我是这样觉得，泻心汤这一类，绝对不能加糖，大黄、黄连、黄芩本身吃到肠胃里是要抑制发酵，你再加糖，加蜜，是不是会起反作用呢？）

这类方子不能搁糖。

五 "孩子发烧母亲怎么办"之现状与未来

（学生：郭老，您这是给天下母亲发表的讲话，谢谢您！我不能代表天下父母，我代表我自己，我在现场要对您表示感谢！父母看见儿女发烧，恨不得马上退烧，儿女退烧了，父母就安静了，所以抱到医院去，儿女退烧了，父母就以为平安了，没想到儿女退烧之后又发烧，这么来回折腾，就出现了您说的这种症状。）

你说得非常实在。孩子一发烧，父母恨不得立刻退烧，可是他/她不知道退烧之后会怎样。他/她若是知道退烧之后还会发烧，他/她就得重新考虑第一个决定，"我还去不去医院给孩子退烧?"若他/她听了我们的课，了解了我们处理发烧的方法，只要出汗就能退烧，他/她或许就会试试我们正确的处理发烧的方法。

发烧退烧是个治疗误区。但人们已然习惯了这种处理方法，这何尝不是中国人最大的一个悲哀啊！60多年来，我们一直在传播正知正念以纠正这个错误，否则对不起祖宗！对不起子孙！也对不起自己！我认为，发烧是个小问题，我希望天下母亲们自己就能解决！我们力争帮助母亲们从现在做起，从自身做起。这是我们的第一步，到10年之后，**人人都知医**！有病自己治了，30年之后，**天下无医**！大家都**没病了**。一定会有这一天！你信不信啊？

（学生：又信又不敢相信，这事儿真不好说，但是如果真是这样，实在是太好了！能扭转这种局面吗？见着发烧就抱孩子去医院，能全都扭转过来吗？）

你今年多大?

（学生：我今年57岁了。）

57岁啊，那你看得到！到人人都知医的时候，天下无医！这是中国文化！你看得到！

（学生：但愿能看见，"愚公移山"了，您这是。总有一天能到达那个地方。）

"愚公移山"是个故事，而我今天做的是实事儿，不是我一个人移山，你看见这一群人了吗？这是头一步，我外面还有500个人呢，到明年我可能要有几千个人，

10 年之后可能是有多少万个人了！那一座小小的山，愿把它放在哪就放在哪，只要有地方搁就行，我从不把这件事看成是难事。**天下无难事，只怕没方法**！

关于发烧，不用退烧的方法治疗，我希望 5 年内能成为现实。希望**每一个乡村、每个社区都有学习本能系统医学的大夫**。那么孩子们发烧后可接受本能系统医学方法治疗：吃点药，出出汗，就不发烧了。应用退烧疗法，经常需花费农民、市民几百块几千块钱；而我们的方法只需花费几块到十几块钱就能治好发烧。一旦人们接受了我们的方法，无数的孩子能少感冒些！少跑医院！不必吃激素。希望我们早日做到这一点！我也相信我们能做到这一点。因为**我们遇到了一个复兴中华文化的太平盛世**！这是华夏子孙永享和谐社会之福的开始。纵观全世界，若没有中华文化，这个世界迟早是会毁灭的！西方文化崇尚自由、竞争、对抗，弱肉强食，遵守丛林法则。在这种理念主导下，自然环境遭到严重破坏，世界出现很多不和谐的现象！人类历史上凡是以兵强国的国家必定被兵亡国！只有"中道和谐"是永久的！是人类万物的幸福！"中道和谐"源自中国！

今天咱们专题讨论"孩子发烧，母亲怎么办？"听众中有位法国人，他叫乐潜山，他要把这个理论带到法国去，让法国的母亲们也明白"孩子发烧怎么办？"我希望你们都听懂了，我也希望乐潜山完全听懂了，从而能把这个智慧带到法国去。医学无国界！只要是人，只要是生命，都有权利去享用，大家都是平等的！

我们把经常发生的、常见的外源性疾病，让天下母亲们都明白了，这将减少孩子们诸多痛苦，使孩子们活得更健康。大家还有什么不明白的？请提出来。

（学生：昨天电视台采访某儿童医院的一位主任。现在小儿肺炎特别多，咱们说小儿肺炎是因为退烧不当引起的，但这位主任说小儿肺炎是因为前期没有治疗或治疗不当，然后由肺炎球菌感染引起的，他说要早点治疗才能避免引起小儿肺炎，这个您怎么看？）

如果说早治疗，怎么算早？我不发烧去治病，你治什么呢？我一发烧就去治病，你怎么治呢？你是先退烧，还是先治肺炎呢？孩子刚一发烧，连 3 个小时都没有，孩子父母就将孩子抱到医院来了，还能怎么早啊？我跟你说，不要去理会这位主任的以上说法，他们根本不懂生命是什么！我认为，他们整个体系没有医的味道！

10 年前中国的糖尿病患者约有 4000 万，现在是两亿多；心脏病患者早就两亿多，两者都是重大慢性疾病，经常会致命。宏观来看，现在 90% 以上的人群都是处于亚健康或不健康的状态，中国、世界何时出现过这种现象？反观动物世界，却并无此种现象。当今之世，我认为，推广本能系统医学正当其时和急需。

前面我们讨论了麻黄汤、桂枝汤、桂枝加厚朴杏仁汤、三黄泻心汤、银翘汤、麻杏石甘汤以及瓜蒌汤。与流行性感冒联系起来看，肺炎、肺炎高烧，可视作一个病的发展进退变化。银翘汤，加大黄与不加大黄，与咽喉炎、扁桃体炎、腮腺炎、齿龈炎等联系起来看。还有急性胃炎，就是那个心下痞，用三黄泻心汤。至此，关于"孩子发烧怎么办？"一个母亲若能了解、弄懂以上处理原则和方法，能够把自己的孩子这几个病解决了，我看这孩子90%以上都是健康的，他就不生别的病。

若天下所有孩子的母亲们，都懂得发烧是因为什么？应该怎么办？不应该怎么办？这不仅是关乎孩子健康的问题，它会解决一个更大的问题，一个理念上的问题，一个传统文化上的问题，因此我一直说，中国的传统文化走遍世界，现在只是一句口号，如何走遍呢？一定要借助于一个载体，才能融入世界各国人的理念中去，这个载体就是中医，等到国外的人都知道发烧怎么处理了，他就知道什么是中道了。

学医之后，乐潜山又开始学习中国哲学。乐潜山，为什么学了医学以后你又要学哲学？

（乐潜山：我感觉，我学了5年的中医，却还不会看病。我相信，中医不是医学，主要是文化，这个文化是天人合一和和谐的概念，因此，我想从儒释道的角度去理解和谐的概念。）

乐潜山看到了中医蕴含的文化。他还要去学中医的一个核心，这个核心就是东方哲学，因此他还要把中国哲学带到法国去。我说将来乐潜山一定是位大家！没有人如此认真地学中国医学，偏偏还赶上学的是《本能论》，也算是他的一个机缘。《本能论》核心，与传统文化核心"如合符契"！

什么叫"如合符契"呢？一张纸盖了一个印章，一撕两半，一对就对上，那个叫"符契"。符是一个文件，比如兵符，一破两半，一对对上，是一个，这是真的；契，就是文书、契约，也是一个签字、一个红章，一破两半，一对对上。中医的核心和中华文化的核心是："中道、中庸、至德、至法、至善、至美"，简言之，就叫"中道"。我们若掌握了"中道"，再治病时，就不是去猜测了，而是洞若观火。哲学蕴含大智慧！我们今天一再强调文化，医本身是文化，不是化学，不是物理，也不是材料，也不是技术，其核心理念遵循大自然的道，即规律！

从尧舜到现在多少千年了，尧留给舜的一句遗言是"允执厥中"，其义就是守住中道；老子留给后世的是什么？"多闻数穷，不若守于中"，谈的还是中道；孔子留给世界的是什么？"中庸为至德"；佛陀留给世间的是什么？"至法为中道"。大家看看，这些文化体系，没有一个不是守着中道的。守中道者必胜！你守中道治病，必愈！你守中道治国，国家必强！必迎来太平盛世！

这次我们大家一起动手，一方面为了学习，一方面为了整理，出一本小册子，并制作一张光盘，咱们把这两样东西留下来，赠送出去，赠送给天下人。希冀全国人民都知道：如何正确处理孩子发烧问题。

六 老人发烧儿女怎么办？

（一）老人发烧和孩子发烧的不同

我们现在开始提另一个问题，"老年人发烧儿女怎么办？"老人发烧和孩子发烧有什么不同？两者都是病毒性感冒，有什么不同？谁能回答？你怎么想就怎么说。

（学生：老年人感冒和儿童不一样，因为儿童机体的功能都比较好，并发症少，也没有老年病。老人就不一样了，老人的心功能或者肺功能弱，常有别的宿病，在这基础上出现的感冒，治疗过程中有忌讳，一定要看具体情况、具体的人、具体的脏腑功能来进行论治。）

（学生：老年人症状比孩子要复杂一些，老年人患病毒性感冒出现的也是麻黄汤证，由于误治之后出现胸腔积液或者肺感染之类，即使得了病毒性感冒，患者也有能力去排异，我觉得只要有这个排异趋势就能用麻黄汤。）

你们说的都对，但不完整，老年人感冒，要注意以下两点。

一、老年人发烧比孩子要低得多，排异反应也比较迟钝，没有孩子反应得那么灵敏和强烈。老年人和孩子不一样，孩子的本能系统是强盛的、敏感的，老年人要差很多，他所有的系统都没有孩子那么敏感、强盛，所以当他被病毒感染，其排异反应和孩子的大不相同。孩子马上可以发高烧，全身颤抖升高体温，要排异；老年人就没这个能力，体温升不了那么高，颤抖也没那么强盛，他表现出来的排异功能相对要差，这是老人和孩子在本能系统排异能力上的差别。我们在治疗老年人感冒和孩子感冒时，方法也不一样，孩子出汗排异就行了，老年人没有能力出汗，津液也不够、循环也不够、体温也不够，怎么排异呢？我们就不要像对孩子那样去发汗，而要偏于帮助他，即在自主调节上帮助他一下，因此此时要用**麻黄附子细辛汤**，**而不是用麻黄汤。**

二、体弱的老年人感冒了以后不发烧，反倒体温低落、恶寒、没精神、全身无力，症状表现反倒是阴性的，成了内源性疾病。为什么成内源性疾病呢？就是他的排异能力虚弱，所需要的条件都发生着较大的障碍，这就需要自主调节起来，恢复排异能力，然后才能排异。就不要用麻黄汤，**桂枝汤倒是**可以用，但没有汗时不能用，怎么办呢？在**炮附子**这味药上，要有一个量的斟酌，帮他提高一下循环能力，让他有一点排异的汗出。这是老年人感冒和孩子感冒不一样的原因和不一样的结果。

老年人感冒，经常看不出来是感冒，光看着患者没精神、没有体力，老愿意在床上多穿一点衣服、多盖一点被子，几天后，不想吃、不想喝，这种情况下可以用**"柴胡汤"**。我说的"柴胡汤"不是大柴胡汤，也不是小柴胡汤，把小柴胡汤黄芩、半夏去掉，加桂枝，另外增加党参用量。这么给患者调一下，也发散一点汗，只能这么做，要不然这个感冒在老年人身上不发烧，患者就是不想吃、不想喝、没有精神、老合着眼、想睡睡不着，也说不出来哪难受，体温还不足，多盖两床被子还是冷，一天不如一天，过不了半个月、二十天，或者是十天八天，或者是一个月两个月，就"结束"了。常常是"因循迟误"，病情就耽误了，耽误的结果是什么呢？误治、失治均会造成多个系统的失调，往往老年人因感冒而死的多数就是因为这个原因：既看不出是什么病，也不知道怎么治。一个老年人如此这般维持不了多久，健康状况一天不如一天，其结果是非常糟糕的。这也是老年人感冒和孩子感冒的不同之处。

老年人感冒容易出事！主要原因就是感冒之后，症状不典型。若诊断不明确，你就不知道怎么去治它。麻黄汤和麻黄附子细辛汤都是用于感冒发汗的，两者之间尚存在一个很大的空白区域，此空白区域由我们去填写，此即我们在感冒这个病上给予老年人的特别关注。

对于老年人感冒，我们如何处理？一般来说，基于自主调节和排异之间，用**"麻黄附子细辛汤"**取汗，或者用**"附子汤"**，先自主调节，然后再用麻黄附子细辛汤，然后再排异。我在60多年临床上看到，老年人到此时，若遇上不善治病的医生，就到了"画句号"的时候了。若遇到一个会治病的，治以附子汤，或者治以麻黄附子细辛汤，或者先给予附子汤，后给予麻黄附子细辛汤，把这个关系理清了，这患者能被治好。

（二）关于"柴胡汤"的讨论

（学生：师父，刚才您提到小柴胡汤要去掉半夏，为什么呢？）

半夏是用于治胃的，使胃的内容物往下走，老年人感冒时不需要用它，因此半夏可去除，黄芩也可去除。我补充一句，**"柴胡汤"**，只有柴胡不能去除，别的药都可去除。《伤寒论》上一个小柴胡汤、一个大柴胡汤，唯独没有柴胡汤，因此我们补上一个柴胡汤。

（学生：老年人功能低落，津液缺失，感冒时，除了用柴胡汤，加上一些营养物质，比如滋阴的药物，可不可以？）

感冒可采用生津液的方法，但不能滋阴，这是两个概念。

（学生：老年人发烧的症状不明显，如果看着他功能特别低下，恶寒程度也比较严重，我们就用附子汤试试看，如果有排异反应的话，再用桂枝汤；如果恶寒程度不那么严重，也就是说精神有点萎靡，不想吃饭，没有任何感觉，老是卧床，我们就用柴胡汤吗？）

柴胡汤适用于没有明显的恶寒，也没有明显的发烧，就是没精神，不想吃、不想喝。你问患者哪儿难受，他说哪儿也不难受，或者说哪儿都不好受。你一摸他脉，脉弦，特别细，而且不是有力的细；再一看舌苔，是白苔。你就用柴胡汤，去除黄芩和半夏，加一点人参，如果患者有点儿恶寒，体温稍微低一点，无其他表现，就可用柴胡汤，加一点桂枝和附子。这张方子看似没用发汗药，但服用之后，患者却真可能出一点汗，病就好了。

关于这种病，我常常看到以下现象：患者吃了药之后，忽然发烧，烧一阵子之后，病就好了，第二天什么事也没有了。你怎么理解这个现象？等见多了这种现象，我就问患者："什么时候不烧了，出汗了吗？"患者回复道："出了点汗就不烧了。"后来我就注意问：出没出汗。患者吃了柴胡汤之后，出汗了，病就好了。还有的患者，在家里折腾！就听到患者家属说："哎呀，老爷子真折腾，他在床上翻跟头啊，我们一家子吓得够呛！我们都预备好后事了！可一会儿老爷子突然睡着了。等他醒了，病就好了！起来要吃东西。"有的吃了药之后泻两三次肚子就好了。我始终说不清这是怎么一回事儿，我就按照传统的规矩，把这种现象称作"**瞑眩现象**"。《内经》上有一句话，说，"药不瞑眩，厥疾非瘳。"说的就是：如果服药后不出现这种现象，严重的病是好不了的。晚清时，也有人说"瞑眩现象"是意想不到的一种反应。

但现在我不这么看上述现象：我们知道了，这是排异系统有些障碍，但我们都不知道这个障碍在哪儿？我们给患者服用柴胡汤，于是这个障碍没有了，突然患者就得到了一次排异机会，异物排出来了。你看，不是吐，就是汗，要不然就是排大便，异物有出路，出来就好了。排异时患者很难受，有说不出来的痛苦，这也是可以理解的。因此我们要注意这种现象，一旦出现了这种现象，不要害怕，你给患者一点生姜、大枣，熬水喝，安慰安慰他，耐心等待，等患者好了便是。你若不了解这种现象，你也在旁边害怕，那一家子就都害怕了，那患者更是六神无主。你得明白，你是这个家庭的主心骨，千万别害怕。你知道这是一种现象，是排异之前发生的一种莫名反应，异物排出来，病就好了。等你明白了这种现象，有了经验之后，别人把你就看得神乎其神了。你可以对患者说："别害怕，没事，过去就好了。"

（学生：这种"瞑眩现象"，只是在用了柴胡剂之后出现吗？）

对的，唯独服用柴胡汤之后出现这种现象。后来我见到日本的中医，研究《伤寒论》的，山田正珍、汤本求真等人，他们也提到这种"瞑眩现象"是在服用柴胡汤之后出现的。因此我对"瞑眩现象"心中更加有底了。

（三）真寒假热、真热假寒

（学生：师父，老年人感冒之后，会不会出现"真寒假热"？）

"真寒假热、真热假寒"，不仅是老年人，婴幼儿、青少年、中年都可以出现。在什么情况下出现呢？麻黄汤证失治：没掌握住病机，当用麻黄汤时没用，病机转变了，病没有好。承气汤证：到了往下排的时候了，他不知道用白虎汤。白虎汤证的发展，就是承气汤证，调味承气汤证和小承气汤证，若失治，则出现大承气汤证："十余日不大便，腹满硬疼，神昏谵语，循衣摸床。"

知道"神昏谵语"是什么样子吗？就是患者神志不清，胡说八道。若此时再不治，患者还在排异，还在升高体温，排不出去。再升高体温，大便就干了、硬了，有害的东西留存在结肠里腐败，腐败之后又被吸收了，又到循环里去了。脑神经受到这种伤害，突然被抑制了，不发烧了，体温低下去了，35℃，牙关紧闭，连嘴都张不开，撬都撬不开，全身是凉的，一摸心脏搏动处，"通、通、通、通"，跳一百三四十次，脉沉细，几乎摸不到，"脉微欲绝"。这出现的是**真热假寒**。这时候服用**安宫牛黄丸**合适，15分钟后，身体热了，嘴张开了。

我们再来谈谈**真寒假热**：患者四肢厥逆，体温35℃，手、胳膊凉得过了肘，腿、脚凉过了膝，大便一天二三十次，肚子疼，什么也不吃，什么也不喝。突然脸发红，"其面戴阳"，这叫戴阳。你看，上面是发烧的，可是脉沉、微、细、弱。身上也热起来了，这是"真寒假热"。很快，也许几个小时，也许10~20个小时，患者就死了。如果是用大剂量**四逆汤**，附子、干姜、甘草，或者是用**白通四逆汤**，即加上葱白吃下去，体温渐渐恢复正常，下利渐渐止住，有生的希望。身边若没有一位好大夫，必死无疑！"真寒假热，真热假寒"，在现象上是这个样子的，均属于自主调节的内容。

（学生：患者到达"真寒假热"这个程度之前，必然有很单纯的、严重的真寒的现象，然后再发展到"真寒假热"阶段，这也可以作为我们判断"真寒假热"的依据吗？）

其实这个判断是很简单的事。原本患者得了热病，发高烧至 40℃、41℃。突然间患者体温降到了 35℃。此时你若施治正确，那"真寒假热，真热假寒"就没有了。对于老年人感冒，最关键之处是：无论患者不发烧或者发烧，我们都能诊断出患者得了感冒，在感冒一开始，就把它治好了。即使到了"真寒假热，真热假寒"阶段，仍然采用的是排异的药。

我上面谈的是一般性规律，临床上我们碰到具体问题时要具体分析、具体处理。医道是天道，我们的行为、思想，均是与天道相吻合的。天道是共性，医道也是共性。具体到一个病怎么治，那就是个性了。怎么治当中是符合天道的，天道在具体问题里。

（四）老年人感冒

（学生：老年人感冒，多半都有并发症和合并症。他们经常有宿疾，如高血压、心脑血管病、中风后遗症、腰腿疼等。子女描述症状时，经常不说老人感冒了，而是说老人以前有什么病，现在不吃不喝老躺着，精神也不好。）

你说得太对了。往往老年人有慢性病感冒了以后，家里人不知道是感冒，到了医院，也未诊断出得了感冒，而是按照慢性病去治。不少老年人因感冒误治死了，但谁也不知道。

我讲个病例给你们听：我一个老乡，70 岁老太太，两个儿子在北京理工大学工作，一个闺女在家乡当教师。老太太感冒了，请了赤脚医生来治病。赤脚医生给老太太打了几针青霉素之后，老太太体温就降到 36℃ 以下了，老太太经常合着眼睡觉，不吃也不喝，叫两声也答应，实际上也没睡着。3 天过去了，老太太感觉不行！赶紧给两个儿子打电话。她两个儿子连夜开车从北京赶回去了，一看老母亲这个样，就问："让谁看的？""赤脚医生。""这可不行！"于是赶紧请我去看病。我一看，就说："老太太感冒了。"她儿子说："不是吧？"我说："怎么不是啊？""她又不发烧。"我说："发烧的感冒，你知道；但有不发烧的感冒，你知道吗？"他说："不知道。"他说："那怎么办？"我说："吃剂药，吃了药之后会发烧。再吃一剂药发汗，出了汗就好了。"他不大相信地问："不发烧，吃了药能发烧？"我说："对！""我还真没听说过！"我说："你就见证一回吧！""好，开开眼界！"我给老太太开的，就是**附子汤**：

炮附子 10g　茯　苓 30g　桂　枝 30g　白芍药 30g

党　参 30g　甘草 13g

我说："一剂药服用后，当体温到37℃以上，你就叫我。""那行。"服用这剂药之后，体温升到37.7℃。我过去一看，老太太睁开眼说话了。

我又开了桂枝汤，30g桂枝，加了6g麻黄，去掉了茯苓。老太太又服用了一剂。

我说："老太太吃药后，给她喝点热粥、热汤。"当然这药里有生姜、大枣，老太太吃药后出了一点汗，体温正常了，也吃饭了，病也就好了。她大儿子看见这个结果，说："能不能给我们讲解一下其中的道理呢？"他没有见过，理解不了。我就把其中的道理讲解了一下，他终于明白了。

通常体温低落以后给一个自主调节的药，供血充足了，体温升上来了，之后再出汗排异，病就会好。如果说出汗不利，不用桂枝，用细辛、麻黄、附子。**附子**提高循环，**麻黄**使汗腺分泌汗液，**细辛**是通窍的，特别是通汗腺这个窍，它佐麻黄发汗。此方很简单，药无虚设。它成为一个阴性病——自主调节的病与排异的治法，起辅助作用。就是说，一个用汗腺排异的感冒，在循环不足、功能低落的情况下，需加用自主调节，再排异的方子。通常可借鉴"麻黄附子细辛汤"的思路，然而具体运用时要具体分析。你要是见到老太太这种不典型的感冒，如上病例处理给你提供了一个思路。不必每次刻板地应用"麻黄附子细辛汤"。

（学生：师父，《伤寒论》上附子汤有白术，没有甘草，您用了甘草，没用白术，为什么？）

附子汤为什么用白术啊？

（学生：在体能不足的时候，出现一些水液代谢障碍，用了茯苓、白术。）

出现水的代谢障碍，会怎样啊？

（学生：组织当中会有积水。）

有水肿吧？要是没有水肿，白术不必用。

（学生：那甘草呢？麻黄附子细辛汤不用甘草，麻黄附子甘草汤有甘草。）

麻黄附子细辛汤是个典型方。为什么要用甘草呢？因为甘草是个缓和药，病缓和，药也缓和。甘草能让药物作用缓一点；对病而言，也是一样，让这个病缓一点。

（学生：师父，麻杏石甘汤是利尿的，为什么麻黄加附子加甘草，没有桂枝可以发微汗呢？）

麻黄，利尿，也发汗，具有两方面作用。若用麻黄发汗，就佐用桂枝，桂枝是通血脉的，血脉一通，周围组织的血液通畅，有利于汗腺的分泌。若不用桂枝，而用附子，是增强循环的。桂枝提升循环功能的作用，远远不如附子。若用麻黄利尿，就佐用石膏。还有一张方子，佐用甘草，区别在于：有热时，佐用石膏；没热时，可以用甘草。

（学生：师父，刚才您说的这个案例里边，可不可以第一次就用桂枝汤加附子？）

不可以。你就是用附子，他汗也出不来。他首先是体液不够，至少有六七天没有吃过东西，水也不想喝。服用了这个方药之后，他吃东西了，也喝水了，有发汗的基础了。第二张方子才用发汗的方子。若不是位老太太的话，比方说是位青年或壮年人，我可能第一次就让他发汗了，用附子、麻黄发汗。如果发汗，一定得让汗出来；若用了发汗的方法，汗出不来，则有害无益。

（学生：您刚才讲的这个病例，能不能一上来给她吃生化汤呢？）

吃生化汤不行。因为她是外源性疾病。她的排异功能，因为内部条件不足，汗发不出来。先给她创造发汗的条件再发汗，汗才能排出来。生化汤不行，她的障碍不是在生化系统里，而是循环量不足，大脑缺血，没有精神，"但欲寐"，想睡觉睡不着。脑组织处于缺血状态，体温不足，外周循环也处于缺血状态，此时怎么发汗啊？因此我们用了桂枝、人参。**桂枝**对于循环而言，是作用在外周循环；**人参**是提高心脏的循环能力，每味药都有各自的作用，少一味不可，多一味没用；**甘草**，虽然是缓急的药，但它还有一个作用，就是通行全身的津液。

合起来看，它是合乎"天道"的，"高者抑之，下者举之，有余者损之，不足者补之。""中道"从哪儿来的？是从"天道"来的。你看"天道"是不是"中道"？你看看，都是成对的，两对，"高者抑之，下者举之。"是不是走"中"，到了"中道"没有？"有余者损之，不足者补之。"是不是中道？说中医"执中和谐，顺势利导。"改一个字都不行啊，中医的思维已经和"天道"合一了，谁也动摇不了这个特点！

（学生：在极度虚弱的情况下，用了自主调节的附子汤之后，会不会仍然没有发烧排异的现象出现呢？）

要是仍然不行，这个人必死！治也是死，不治也是死，药物对他一点也不起作用。这方子完全正确，但是不起作用的时候，这个人几乎是已经死了，虽然他还有呼吸，但是全身的功能已完全死亡了。就像我们说：用针灸治病，若针在患者身上扎进去的感觉和扎豆腐一样时，说明针灸没有作用了，此时，你拔出针来赶紧走。因为这样的患者的生命时光，不是以天计算，也不是以小时计算，而是以分钟计算。还有几分钟就死了！若是遇到这种情形，有的医者在脉和证上看不准，掏出针来扎上针，为什么呢？"我看看这个病我还能不能治。"一扎针，不得气，"我治不了啦，天下谁也治不了啦！"插上针，我就告辞，赶紧走！这是次一等的医者。一等医者

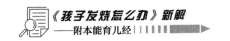

是什么样的？一看我便知道这个病治不了啦，我连试也不试，赶紧走人！在这种情况下，我保护了自己 20 多年。我一次失误也没有！我不是没碰见，我碰见了不少，我都逃出来了。

有次遇到一位脑炎病例，我去了一看，就知道治不了，"息高"，说不了话。我若说我不看了还不行，于是我对患者家属说："这病啊，两个小时之后还有变化，得让我看了那个变化之后，我才能给患者开方子，我看不到那个变化，这方子我不能开。""那行。"一个多小时之后患者就没呼吸了。最怕的是，医者看不出来，这种情况下医者还给患者吃药。患者不吃药，一个多小时就死，你非给他一点药吃。他吃了你的药一个小时再死，那你就麻烦了。"息高者死，下利谵语者死。"有几种死，大家可得注意。要判断出这些状况，并不困难。关于这些内容，咱们以后再谈。

七　关注老年人的慢性病

（一）老年人最需要得到关怀！

我们关注老年人，除了上面谈到的以外，还要关注他们的慢性病。现在高血压，包括心脑血管病，以及几十种血管病，这算一种病；糖尿病，包括几十个并发症，也算是一种病；再者就是肿瘤；还有其他的慢性病。若高血压治好了，几十种病都没有了。我们还是要多从这方面去关注。现在慢性病患者众多，不仅是中国的一个问题，也是世界的问题。

我们为什么要关注老年人的慢性病呢？他们不一定找你治，但是我们不能不关注他们，我们关注他们之后，他们再找你，也未尝不可啊！我们关注他们，他们不让你治，也无不可啊！我们作为一个学中医的，要知道，中医跟别的医不一样，中医是"执中和谐之医"。我们要关注老年人，我们是用爱心先去关注他们。我们把爱心用到了，我们心里头就踏实了、安心了。如何去关注他们？他们找我治病，我能把他们的病治愈。就心脏病而言，不用搭桥，只需花很少的钱，不用手术，没有创伤，不用有副作用的药，我就把他们的病治好了。疾病痊愈之后，什么药也不用再吃了，这多好啊！你我能做到。他不找你，他拒绝你，你无缘做到不要紧，但我们关爱他们的心意到了。我们就是要做一个"中道和谐之医"。

我们应该多关注老年人。我个人认为，不少老年人活得很苦。为什么这么说？我们有众多的高血压、血管病患者以及糖尿病及其并发症患者，其中多数是60岁以上的老年人。这些人每天服用一种到十几种有副作用的药，天天吃，而且是在一种缺少希望的情绪下天天吃。这世界上还有多少人是如此悲惨地生活着的啊？

医学是完善生命的，但是，有多少人、多少家庭，因病倾家荡产，因病返贫。每年有无数个家庭遭受这种厄运。我说这是人类的悲哀！若是不花钱或少花钱能治病，该有多好啊！

因此我认为，除了孩子，老年人最需要得到帮助和关怀！为此我们把相关内容

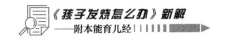

写成书，并制作光盘，以进行相关推广、普及工作。相信我们一定会成功！

（二）高血压、心脑血管病、糖尿病能不能治好？

我们先来谈高血压和心脑血管病。谁能介绍一下这两种病的临床概况？

（学生：老年人的高血压、糖尿病，现在医院治不好，患者在外面经常上当受骗，有的人糊糊涂涂，有的人谨慎小心，就这么个状况，我看到的是这样的。）

有能治好的方法吗？能治好的这个方法，是否可以复制呢？只要是事实，就可以说，谁能补充？

（学生：高血压和心脑血管病，都是最常见的疾病。凡是高血压，都有并发症。在医院，治疗方案都是西医制定的，通常会开多种西药，每天在吃药。经济条件好的患者，常向人自豪地提到，"我到省医院，或者我到某某医院看病，都是专家或者院长给我开的方子，开的是进口的好药！"另外，我发现县城里不少领导基本上患有心脑血管病、糖尿病、高血压，不少人心脏上了支架，常年吃药。再加上保健品，不少人又失眠，且神经衰弱，或者腿疼、腰疼，药是一把一把地吃，但没见一个治好的。）

你提到的这些，我们先放一放。我再问，这个病能治好吗？你们亲眼看到了多少治好了的呢？又是怎样治好的？听来的病例不算。

（学生：老年人治病有个特点，他若不是疼得很厉害，只要能起床，通常不愿意花钱治病。往往非得等到疼得不行，或者是卧床不起的时候，才接受治疗。因为他们知道治不了。）

对！他们知道治不了。真的治不了吗？

（学生：其实能治好！从理念上我认为是能治好的。关于高血压、高血脂、高血糖的治疗，在《本能论》里讲得很清楚。我不只是看到过这些病被治好了，而且我自己也将这类患者治好了。我就是用《本能论》的方法，用生化汤治好的。但是现在西医的理论和西医生，给所有这类患者灌输以下概念：你得了这种病，是不可逆转的。）

我倒认为，西医生不是"灌输"概念，而是没有见过这类病被治好的，这种认知被一代代传下来。因此我说，这是个时代的悲哀！为什么这样说呢？原因在于：第一个，人，缺乏对自己的认识，也缺乏对别人的认识。首先是文化自信方面，国外的文化，学了那么一点点，祖国的文化，几乎没有学，从而出现这么一种现象，若外国人做不了，不少人就认为中国人哪里做得了啊？缺乏文化自信。不是说西医生去灌输谁。所谓"灌输"，是有意的、有目的的，而西医不是有意的，也不是有目的的。他们在一百年以前已经"走出"医学了，他们把医学"丢掉了"。自从"相对论"和"量子力学"问世，西方医学就走入了歧途，走入了物理、化学、材料、技术之中，走入了还原、分割，而把生命丢掉了。现在他们在寻找自然医学，直到今天，他们也没找到。

我这儿有一份材料：北京理工大学一位孙教授，在美国一个中医药研究所做研究员。他告诉我，现在西方的一群诺贝尔奖获得者、科学家，在寻找系统医学，他们发表过许多言论。孙老师把这几位科学家的言论和《本能论》的理论放在一起，让世界做一个对比。我们已经悟出来了，高血压、心脑血管病以及其他血管病，对我们而言，其治疗变得非常简单了。我曾经跟大家讲过，有一个方子，能把所有的血管病都治愈了。这么说，尚不准确。准确地说，是让患者自己自主地调节，最终都恢复到正常状态了。

（三）谁在欺骗谁？

可是现在，对于我们上面提到的，相信的人很少，可能有些人还认为我们在欺骗人。其实，相信的人几乎和受益的人数量是相等的。谁病治好了，谁自己最清楚。

我举一个例子，大家可以看出这个问题的严重性来了。在巴沟，有一对老夫妻，都是退休干部，一个患有心脏病，一个患有糖尿病。老头儿姓陈，4根心血管都出现堵塞，其中一根几乎100%堵塞了，另3根分别堵塞了80%、70%和60%。就诊医院的医生说："手术做不了，只能心脏搭桥，你交16万元钱，给你搭三个桥。"患者问道："我要搭了这个桥之后，我的病是不是就好了呢？"医生回复说："不是，结果有四种可能。第一种，搭桥之后还不如现在；第二种，比现在要好；第三种，可能会更好；第四种，搭不搭桥都一样。"患者又问："那我要再栓住了呢？"医生回复说："你就再来。"患者说："我不搭桥了，不受这个罪。"患者拒绝了搭桥。2003年，我在首都师范大学专家门诊给他看心脏病。我说："你不要搭桥，我给你开药吃。"他问道："我的病能治好吗？"我说："有这种患者被我治好了，你能不能被我治好，我不知道。"他说："我试试。"我说："可以。"他试了一个月，之后到我处再就诊。他说："原来我走不了50米，有时甚至30米都走不动，再走我就要出现心绞痛，就得坐下。现在我走50米没事，昨天走了将近100米，没感到胸闷，我要继续吃药。"

这位患者吃了7个月之后，一检查，各项指标均正常。前几天他打电话告诉我说，从2003年到今年，每天下午游泳，上午爬香山，爬到平台。他老伴患糖尿病，刚开始时对他说："你别上当，都是骗人的！"直到他一年后好了之后爬山，他老伴也并不认为他病好了。一年多之后，他老伴说："我也想治治，你问郭老给我治不？"他说："郭老怎么会不给你治呢？""哎哟，我不是不相信人家吗？我现在信了。"他说："你跟着我去吧，去了你就知道了。"他老伴的糖尿病，吃了我开的药，3个月之后病治好了。他老伴本来降糖药吃得少，一直到现在始终是正常的，什么药也没吃了。即便如此，他们的邻居都不相信他们的病被我治好了。一直到7年之后，邻居才说："哎呀！老陈，你是真好了！"7年以后，疗效才得到承认。

患者生活在这么一种环境之中，也是蛮苦的。

去年夏天，北京大学的两位教授，是一对老夫妻，一个患冠心病，一个患糖尿病，到我处就诊。我尊重他们，给他们讲他们疾病的发病、愈病和治病的道理，两个人听着。我突然发现，那位先生虽然听着，但他眼里露出的是不相信的目光。

我说："你要是治，先把阿司匹林停下来。"他说："那不行！"我说："怎么不行啊？""那是软化血管的，你知道吗？""哦！"我明白了，我说："我知道一点。""那能停药吗？"我说："我说能停药。""你说能停药，但我认为不能停药，我绝对不停！走走走……"带着他老伴，站起来就走了。旁人看到此情此景，觉得不像话，说："郭老，您别生气啊。"我说："我生什么气啊？""你看他，"我说："他是他，我是我，我生什么气呢？""哎呀，你不生气就好。"

我倒是不生气，可心里很难受。我难受的是，中国文化丢了！我一个80多岁的老医生给一个60多岁的患者讲了半天，我既没收挂号费，又不要治疗费，要走，你跟我打个招呼啊？"走走走……"完全是对待一个骗子的态度。

中医文化是中华优秀传统文化的代表，是**中道**！如果你不守中道，你就别做医生。因为医就是"中道"，首先你要守住"中道"，你才能做好医生。守住了"中道"之后，你的观念就变了。当你遇到上述情形，你不是生气，而是想到更深层次的东西。

出现以上情形，悲哀不悲哀？因此我说，老年人的生活是最悲惨的！是最应该关注的！如何让他认识真理，辨别谬误？认识到谁在欺骗谁？要知道，很多人因错误的认知，实际上是自己在欺骗自己。让老年人懂得怎么生活，懂得什么是真理，什么是谬误，这项工作任重道远。

临床上经常会遇到很多类似问题，比如说，"你给我停降压药，我要是一停降压药，血压一下子上去了，怎么办呢？"患者有诸多恐惧之处，又比如，"你给我停降糖药，医生说了，绝对不能停！一天也不能停！我听谁的呢？我一停降糖药，若我的血糖上去了怎么办？""上去了，再下来啊。""上来、下去跟我现在不是一样吗？"患者无所适从。你们每一个人，都再为患者想一想办法。各有各的办法，我们都拿出来看一看，怎么给患者解决问题，大家考虑一下。

（四）吃出来的病？

高血压、糖尿病患者，近几年怎么患病人数增加得这么快呢？主要原因在于我们体内的污染。我们天天吃化学物质，且大部分是进口的，这个污染是直接导致你生病的。至于农药、化肥这些东西，对于一个健康人来说，关系不大，若哪天吃了一点点下去，第二天就排出来了。

祝总骧先生，再过一个月就90岁，一只手推着自行车跑着上班。他吃什么啊？他吃的跟你我一样。他比我身体还好！当然我也有比他好的地方，他坐下来讲不了3小时，而我可以。他就有一样法宝——不吃药！他今年到了好几个国家旅行。他飞遍了全国，又飞到欧洲。我试问，中国还找得出第二个这样的人吗？89岁多，满天飞。他从不吃化学药物。

高血压、糖尿病、亚健康，多数是吃出来的病，是不健康的生活方式造成的。可如今我们经常听到的，还是在谈：什么有营养，还要吃什么。春天吃什么，夏天吃什么，秋天吃什么，冬天吃什么，早晨吃什么，晚上吃什么，就是一个"吃"字没有变。10个人讲，10个人没离开谈"吃"。但凡只要一谈到吃，吃什么好，患者爱听；你要说让患者少吃饭甚至有时不吃饭，患者就会说，"不吃饭哪行啊？"患者听不进去。实际上患者是不认同这种饮食文化。只有健康文化回归了，生活方式病才会从根本上得到治疗。

（学生：我想还谈谈糖尿病的问题，生命一路都靠着营养滋养。从小到大，每天吃饭，每天活动，每天正常地代谢。那么我就问，从年轻到中年到老年一路走过来，现在生活水平高了，吃得也好了，营养丰富，各方面都好了，我怎么就吃出糖尿病来了？）

这个问题很有意思，谁能解释这个现象？

（学生：就是营养过剩，就是吃得太好了，简单地说，就是吃出来的。）

我吃得也不错啊！你看，大肘子，我一口吃这么一块，满嘴的油往下流，怎么我不得糖尿病呢？日本的相扑运动员，你能说不胖吗？他怎么不得糖尿病啊？他也不得高血脂啊。他一天20吨、30吨，背起来，"咣"一摔，他很有劲，怎么他不得糖尿病呢？

（学生：排异反应被压制、被破坏，其实落实到功能系统上，就是分泌、代谢、循环系统。分泌、代谢、循环功能系统被破坏以后，自然而然糖的代谢、水的代谢、脂肪的代谢，都会出现障碍。）

你看，这位同学是学过《本能论》的，他说的就是基于《本能论》的理念。这种观点跟营养过剩之说不同，其实营养过剩之说是站不住脚的，但社会上通常都这么说，一些专家、教授也这么说。要不我们做个试验：我一天三顿大肉，我跟他们比，我就是不得糖尿病，也不得高血压，原因何在？我认为，营养过剩之说不对。至于为什么不对呢？且听我下面详谈。

（五）糖尿病、高血压是怎么得的？

得糖尿病、高血压，不是因为胖，不是因为吃得好。瘦子也有患高血压的，瘦子也有患糖尿病的。

为什么得了呢？原因在于：先有亚健康，分泌、代谢、转化、利用、贮存的整个过程出现了障碍。

出现了什么障碍呢？你先看看，哪一个制约着哪一个？如果出现分泌障碍，则没有一个代谢不障碍的；若出现代谢障碍、分泌障碍，则没有一个循环不障碍的，此外，蛋白质也都不正常，即不仅血糖不正常、血脂不正常，蛋白质也不正常，这三个是一体的，互相转化。

糖代谢障碍出现了糖尿病；脂肪代谢障碍出现了高血脂；蛋白质要是少呢，整个的体能降低，本能系统的能力都降低，就是说免疫力低下。你看看，这个系统，就叫**生化自主调节系统**，包括多少病呢？占了所有病的1/2，即内源性疾病。另外的1/2则是外源性疾病，就是排异。不是因吃好的，突然就得糖尿病了，就得高血压了；而是先有代谢障碍、分泌障碍、利用障碍、贮存障碍，一言以蔽之，就是生化系统障碍。

为什么一调节这个生化系统，这两大群、三大群病就没有了呢？怎么就这么简单了呢？所有的病，均可分为外源性疾病、内源性疾病，每个人的病，也同样可以归为这两类，这就叫"大道至简！"

什么心、肝、脾、肺、肾，这门、那门……哪门啊？你不就是治病吗？治好了就是好医生。我们致力于帮助老百姓自己治病。何为医呢？医是每个人都有的生命本能系统。所谓生命本能系统，就是一个人自我保护的能系统。无论什么人得了什么病，都得依靠他/她自己的本能系统保护自己，谁也保护不了你！正如希波克拉底所言："最好的医生不过是帮助本能的。"多么言简意赅，真是英雄所见略同。我们定当牢记此言。

知道糖尿病、高血压的起因，就知道怎么治疗它们了。

（学生：第一点，感冒没有及时治疗，或者是误治；第二点，情绪长期压抑，不开心，也会影响分泌状态。）

你刚谈到的，我给你修改一个词，不仅是感冒，而是一切的传染病。其中感冒最多见，也是最能制造亚健康的。一切的传染病压制了排异反应，出现的生化系统障碍，就叫所谓的"亚健康"。我认为，亚健康就是糖尿病、高血压等这些大病的开始，是已经开始了。

（学生：还有第三点就是，常常忽略自身的感受，有些人明明自己感受到很累，身心俱疲的时候，还为了自己心中某些所谓的目的或者说欲望，继续做下去，不让自己及时休息，这也是在破坏自己身体的本能。）

你说的对。知道病因了，怎么治这个病也就明白了。

（六）老年人发烧有时是好现象

（学生：老年人得了一些阴性病，在用生化汤过程中，有的可能会出现发烧，我们认为他是有发烧的能力，实际上对他的疾病向愈是有好处的。但是有些老年人可能不这么认为，觉得是不是他的疾病又严重了，像这种情况，我们应该怎么跟人家解释呢？）

内源性疾病吃药了并非都发烧，有些老年人会出现你说的这种情况，是极个别的。在他发烧这个排异反应被压制的情况下，一吃生化汤，排异反应提高了，故开始发烧。你可以告诉他，这是最好的现象！这是想得到而经常得不到的一种效果！然后你再给他治发烧。

凡是出现此种发烧的患者，之前都有因发烧，误治，如刚发烧一两天，最多两三天，用抗过敏的药，抗组胺的药，把体温给抑制住了，没有能力发烧了。一吃生化汤，自主调节开始，他发烧的能力恢复了，他就又发烧，又开始排异。你看看，该在哪儿给他处理一下发烧，就是一吃药，或者是出点汗，就不发烧了，病彻底地好了。患者自己能感到人舒服多了。

附一：中医的文化

什么叫医文化？中医的医文化和传统文化距离有多远？《道德经》说："**天之道，高者抑之，下者举之，有余者损之，不足者补之。**"还有一个读法："**天之道，损有余而益不足。**"此外，还有一个说法："**天道虚盈**"。一个"天"字，作"大自然"讲，这是中华文化的核心。所谓中道，就是指来自天道。你看看，天之道是不是中道呢？"高者抑之，下者举之，有余者损之，不足者补之。"正是中道。"天道虚盈"，太满了就要开始亏，太多了就要往外流，还是一个中道。至于医文化，你看看它和天道是不是合而为一的呢？"**执中和谐，顺势利导。**"此处顺势其实是指顺天道的这个势，人的本能趋势就是天的趋势，就是大自然的趋势。

当今世界，人们在寻找自然医学，所寻找的那个自然医学就是中医学，就是符合自然规律的这个医学。我们过去所讲的、今天所讲的，包括将来所要讲的，你听了之后推敲一下，看看是否有哪一方面不合中道？事实是没有哪一方面是不合天道的。其他医学没敢这么说过！中医学合乎天道！完全合乎天道！

包括我们今天讲的，老年人的感冒和孩子的感冒为什么不一样。我们对待孩子的感冒与老年人的感冒，为什么也不一样。要是一样地对待两者的感冒，那我们就失去中道了。

对于文化来说，每个人都有责任。我们今天讲关注老年人，本身就是文化。一个不孝顺的人，绝不会去关注社会上的老年人！如果能关注全社会的老年人，他一定是个孝顺的人！一个孝顺的人，一定会回报社会，一定会回报大自然。

因此今天我们不是光讲一张方子如何，这张方子在谁手里。我告诉大家，这张方子在我手里。我唯一担心的是，大家没听明白，我一而再，再而三地给大家讲。好在这张方子是在我手里，要是在"传儿子、儿媳妇，不传闺女"的人手里，那样的人能告诉你吗？若如此，一些非物质文化会越来越少，乃至失传。优秀的文化理应传承如下：把最美好的东西留下来，留给社会，留给子孙。今天我们尚缺乏良好的传承理念和精神。我希望，传承者不是光要得到一张好方子，你要知道这张方子应该掌握在谁手里，你拿它去干什么？我要是拿它去卖钱，我早就卖了。1992 年有人出资 5000 万美元买我一张方子，但我没卖。这张方子到什么时候公开呢？我想说，到人人都知道"本能论"之后，包括这张方子在内的几张方子全部公开！有好几位高端人士提醒我说："你千万不要上市！你方子只要一拿出来，三天后美国就知道了，三个月以内，美国药进口了，你就完了！你这张方子已经有 6 个国家分析过了。我告诉你，没分析出来！"我们现在是处于这么一种状况。

（乐潜山：我觉得您讲的《本能论》是《伤寒论》的发展和提示。谢谢！我觉得这个贡献很大，因为在国外讲《伤寒论》者很多，他们对《伤寒论》也不是很理解。我觉得《本能论》把《伤寒论》讲得很清楚了。我觉得将来可以专门给外国人用最简单的语言，从《本能论》的角度来讲《伤寒论》。）

若将《本能论》译成英文版，你认为外国人能看懂吗？

（乐潜山：问题是很多方子外国人从来没听说过，我觉得虽然可以将《本能论》翻译成英文版，但书中涉及很多成语和中国古代的人物，翻译起来太麻烦了。外国人他们不懂中道，也不懂儒释道。）

其实用不着他们懂。**懂了中医，则可以懂得儒释道；但懂了儒释道，却未见得懂中医！**如果这个光盘的字幕译成英文，我相信他们能看懂光盘内容。你认为《本能论》和《伤寒论》哪个好懂啊？

（乐潜山：《本能论》好懂。）

《本能论》好懂得多！太好懂了！至于《伤寒论》则没有多少人能讲清楚。方方面面都没讲清楚：为什么会发烧恶寒？没人讲清楚过。发烧恶热，这几个热型，就没人讲清楚过。脉和证和其他的一些现象完全贯通，也没人讲清楚。至于脉浮紧、脉浮缓、有汗发烧恶寒、无汗发烧恶寒，贯通起来，也无人提及。头疼、身疼，发病机制一样，缺一不可，彼此可以相互解释，叫作"**一通百通**"。但见一个脉，我就知道整个的一个证。我看见一个发烧恶寒，包括脉，我就都知道了。《伤寒论》，未曾这样讲解过。而《本能论》则是这么讲的，它说明白了《伤寒论》。现在国外非常热衷于中国的中医，但想学中医的人很难将中医学明白！因为缺乏中国文化背景知识。另外，要教好学生，使学生听明白，老师得先弄明白。中华文化，若丢失了，再拾起来，难！每当看到一些大家在传播中华文化，我便不禁心潮澎湃。中国台湾有位曾仕强教授，《论语》讲得好，建议大家有空听一听。好好领会一下孔子的仁爱精神。中医最讲究仁心仁术。

附二：美丽的生命

我今天跟大家闲聊几句：**"辟谷茶"**，分量一点儿。为什么吃了辟谷茶不觉得饿，而且有劲。有人说，"不吃饭哪行啊？"我说，行，而且有劲！比吃饭的时候更有劲，更精神！半个月不吃饭也不觉得饿，体力、精力有所增长，人越来越漂亮，这究竟是怎么回事呢？你若不懂得生命本能，这个谜，你是解不开的。

你看生命多么美啊！天下所有的美，都集中在生命之中。你看那种花长那个样子，这种花长这个样子。千百万种花呈现出千百万个样子，千百万种美！草儿、花儿都是生命，和我们人类一样。我们身上的美，比那个草要复杂得多！若能天天跟美在一块儿，一定是快乐的！而且还是健康的！还有一样意外收获——长寿！这诸般现象，均值得人们去研究。

80多岁及以上的老年人的生存状态如何呢？他们中很多人因病天天在痛苦之中吃着药受罪！不吃药的很少。只有很少的不吃药的人是健康的！能干活的老年人，更少了。你说哪一种人最幸福呢？我说，能干活的老年人最幸福！

下 篇

郭达成"孩子
发烧怎么办"新解篇

引子　从精准辨证到防患于未然

2010 年，郭老在《婴儿母亲》杂志的"名家专访"栏目，发表了系列文章，讲解孩子发烧怎么办。介绍了从宿食发烧到普通感冒、流行性感冒（简称流感）、急性咽喉炎，以及肺炎的辨证方法和注意事项。后来笔者带领郭老弟子把这些文章集结、整理，制作了《孩子发烧怎么办》这本小册子。

大医传承文化工程启动之后，郭老做了一系列的讲座，对于发烧，反复讲了多次，笔者带领团队根据讲座实录整理了一本名为《孩子发烧母亲怎么办？老人发烧儿女怎么办？》约 5 万字的小册子，该书对于发烧的各种问题，做了详尽的阐述，从为什么发烧到排异本能，从反复发烧到亚健康，各种发烧的热型，以及各种发烧证型的区别和怎么辨证，都做了详尽的阐述。如果人们能完全掌握其内容，并能够灵活应用的话，则足以应对各种常见的发烧情况。本书上篇所述即是该小册子的内容。

在实际过程中，我们总能遇到一些学员或朋友，他们对于热型并没有完全认识透，对于辨证掌握得也并不精准。一方面，讲课过程中，为了讲解方便，通常对每个证型，老师们总会讲解它个性的表现，用于区别其他证型，然而实际生活中遇到的问题，并不会像教科书上写的那样典型。若要做到辨证精准，是需要具有一定能力的。郭老对于这个问题也有详细的描述，下面引用一段郭老在大医传承讲座中讲过的话：

"这期间有一个模糊的病区，若你遇到了，你有可能说不清楚，因为你没有经验。所遇到的病，既像是流行性感冒，又像是普通感冒，又像是咽炎，又像是肺炎。临床医生对于我说的这个话，我想一定会有深刻的感受。有的人在这个模糊区域里猜了一辈子，认为临床就是这个样子，其实不然，严格地说，没有模糊病区，只是因有的人对于这个病、这个趋势审视不准，从而将其看成是一个模糊的区域。比如说我，我看着你们在这儿坐着，我却看不清谁是谁，眼前是模糊的。然而这并不是你们本身不清楚，而是我的眼睛有毛病，我的视力不行，因此我看你们时，眼前是模糊的。这个问题怎么办呢？假如你今天遇到一位模糊的患者，你如何能把你这个审势能力提高呢？答案是不行，因为提高审势能力不是几个小时的事儿，而是要经过一个相当长时期的修养、思考才能解决的问题。患者不能等着我们有了这个能力再得病吧？因此我提出了这么一个模糊区来。这个模糊不是真模糊，是我们的识别能力不够。识别能力不够怎么办呢？我想了一个模糊的方法，这个过程，我是经历过的。我在二十几岁的时候，经常在这个模糊区域里徘徊，后来才知道，不是患者的病模糊，是我的"视力"不够。后来我就走出了这个模糊区了，再回头看，就悟出了今天这个看法。"

郭老讲了麻黄汤证和桂枝汤证这两个热型，都是发烧恶寒，一个是无汗，一个是时而有汗。有时候发烧不是那么高，反应不是那么强烈，近似于解肌，有时候身体上有一点点潮乎，又不敢确定他是不是汗，因为经验不够。用麻黄汤，怕发汗太过伤津液，用桂枝汤，怕出不了汗以致延误病情。在这种情况下，郭老采用了一个模糊处理的方法——麻黄汤减麻黄加葛根，《伤寒论》上，张仲景也采用了类似的方法——麻黄桂枝各半汤和麻黄二桂枝一汤。

从这个模糊的方法中，我们可以得到一点启发，深入思考一下，为什么辨证不特别准确时，也可以解决问题呢？

麻黄汤证以汗解，桂枝汤证解肌法也是从汗解，都要求保持微似有汗，都重视津液，生怕津液不足造成伤害。临床表现是排汗，实质是排异，排的过程中小心翼翼，谨慎又谨慎，生怕做过一点儿，给身体造成伤害，又怕做得不够，不足以快速解决问题，延误病机。

这个模糊的方法之所以取效，原因在于其抓住了麻黄汤证和桂枝汤证的共性。在拿不准的情况下，可以采用该方法。

那么再进一步，如果有嗓子痛、咽炎的症状，同样也有发烧恶寒，同样判断不准是否有汗，又怕是麻疹、脑炎之类的问题，若错用了麻黄汤或者桂枝汤还可能造成严重后果。

在这个基础上，郭老又提供了一个方法，在透表汤的基础上，略加变化，发汗、解肌、透表三者辨别不清的问题，也有了解决的方法。

当看不清楚的时候，先要有个方法解决问题。在解决问题的过程中，再仔细观察、反思，下次再遇到类似的问题，就能看得更清楚一点。在成功中积累经验，而不是在失败中吸取教训，在实践中精进提升，既解决了问题，又保证了安全。拿不准的时候不能说我试试这个方法吧，试了一两剂，没解决问题，又换个方法，千万不能这样。一定要知道自己的能力达到什么程度，不能拿他人当小白鼠，作为自己成长的垫脚石。

至此，我们看到了，从表解的一系列问题，有了一个基础的方法，那么能不能再进一步呢？

小孩子发烧了，只知道体温高。小孩子也不能准确地描述自己的感受，全靠大人的观察。当你积累的经验不够的时候，虽然平时说起来头头是道，但是到你应用时仍是一头雾水。若你知道自己一头雾水还好，最怕的是有人一知半解还以为自己很懂。孩子们最常见的一个问题——宿食发烧，我们怎么去辨清楚这个问题呢？

学习《伤寒论》的时候，尤其是学习桂枝汤证和麻黄汤证的时候，人们经常看到有条文一再强调，有表证先解表，有表证不能用下法，用下法会造成误治。可是若遇到患者几天不大便了，大便秘结，敲一敲肚子，心下痞的症状，可见发烧又不怕热，反而有点儿怕冷，此时该怎么办呢？

郭老在讲透表汤的时候，说过，大便秘的时候怎么去加减、化裁。在透表汤里加上了知母、紫草，润肠通便，同时性质相对又比较温和，顺便把大便秘的问题也解决了。那么把这个方法扩展一下，心下痞的问题和感冒发烧也有了统一的方法。到此郭老讲的外源性疾病，有了一个基本的统一的方法。

发展到这一步，有其偶然性，也有其必然性，必然性在于，大家都在继续探索精进，不断地遇到问题和解决问题，又有《本能论》思想的指引，更容易触及事物的本质，有其偶然性在于，到底什么时候跨出这一步，有没有能力跨出这一步，存在偶然性。

有一些同门、学员在应用透表汤的过程中，遇到一个令人困扰的问题，同样的症状，有些人用得效果好，有些人用得效果不那么好，为何会出现这种情况呢？通过不断地总结、反思，我们最后发现，效果好的那部分人，平素身体比较健康，效果不好的那部分人，平素亚健康的问题比较多，虽然用了同样的方法，效果却不尽如人意。基于这个发现，我们把透表汤再加以改造，加上一些帮助身体自主调节的成分，效果就更好了。

我们来看一下透表汤组成的演变：有帮助身体通行津液的成分，可以帮助身体保持微汗；有活血的成分，可以帮助身体改善循环和微循环；有帮助身体润肠通便的成分，有通利小便的药物，有帮助身体发挥自主调节能力的成分，帮助身体在各个方向上排异，同时也帮助身体自主调节，总体来说，是要帮助身体快速开放，快速打开各个排异通路，大便、小便、汗腺、微循环等。大家可以推测一下，继续发展下去，帮助身体的成分越来越多，偏执性的成分越来越少，将会发展到什么程度？

从精准辨证到万人一方，具有偶然性，这个偶然性加快了演变的过程。这个故事在《本能论新解》的前言里讲过，这里再简单回顾一下：2014 年初，笔者郭达成院长刚研制出口味相对好喝一点儿的生化合剂，并用这个合剂帮助一个小孩解决了哮喘的问题，在这个孩子恢复健康的过程中，他注意到了孩子的健康细节：孩子大便、小便、汗腺一直保持畅通状态。突然有一天，笔者自己发高烧，嗓子痛，头晕、头痛、全身骨节疼痛，得了严重的流感，若按照辨证施治的话，理应用透表汤。然而当时晚上 10 点多了，不方便抓药、煎药，没有透表汤怎么办呢？巧的是，笔者刚好那几天一直思考那个哮喘孩子痊愈快的原因，并认为其原因在于：开放了身体，保证了大便、小便、汗腺的足够畅通，才收获了如此好的健康结果。笔者于是决定拿这个生化合剂来试着解决自己流感的问题。通过服用足够量的生化合剂和喝大量的温水，保持身体极致"三通"的状态。翌日早上热退身和，完全康复了。由此笔者一下悟出："三通"原理可将解决急性问题和慢性问题的方法统一起来。机遇偏爱有准备的头脑。这些年来，偶尔有同门提起加量用生化汤解决自己流感的问题，但同门们均未深入探索以悟出其中的道理。也许是他们对生命的领悟尚不够，也许是受他们头脑中的条条框框所限。

笔者经过几年的反复改进和验证，完善了上述方法，提出了九大健康参数，摸索出了健康日记这样一个感悟生命智慧的法宝，提出以"内因为主，外因为辅"的疾病根源论。笔者再回过头来去看《伤寒论》上的经方以及《本能论》上的好方子，又有了更深的认识。认识到：所有的方子，都是帮助人的方便法门，都是帮助身体开放的方法。对生命的理解是"道"，各种方法是"术"。简单的方法中，往往蕴含着对生命的最深刻的理解和体悟。笔者团队找到了"换食"这个简单、方便、安全、"只给帮助、不给伤害"的方法。从关注疾病转变为关注健康，把治疗变为养生，通过"换食"，通过养生获得健康。倡导人们：改变观念，从自己内心深处，从自身去找内因，而不是外求，使自己真正成为健康的主人。

一　重新认识流感

流感是流感病毒引起的急性呼吸道感染，身体会出现一系列的症状，如高烧、全身疼痛、乏力和轻度呼吸道症状等。

通常提到流感，大家的关注点在病毒身上。病毒进入人体之后，在体内繁殖肆虐，出现各种症状，比如高烧、呕吐、腹泻、神志改变、咳嗽、头疼、乏力、全身酸痛等。笔者看到的是，先有了身体的自身中毒，成为易感人群，继而感染病毒。上述症状都是全身中毒的局部表现，这一切以内因为主。

凡是属于我们身体的代谢废物，比如大便、小便、汗，包括妇女月经（经血叫血便），通过身体孔窍排出的各种垃圾，身体细胞产生的代谢废物，这些垃圾不能及时排出来，积留在身体各种组织和细胞、血液里，会分解出很多毒素，这些毒素被身体吸收，出现中毒的表现，这就叫自身中毒。

流感的感染率是相对低的，对易感人群，有7%左右的概率。为什么流感病毒进入人体之后，大部分人不出现感染症状，无流感的反应呢？

如果身体没有自身中毒的现象或者程度很轻微，那么病毒进入我们身体里面，很快就会被身体的排异本能认出来、处理掉，再排出体外，病毒没有繁殖、生息的机会，也就不会出现流感。如果内因不存在的话，外面的病毒、细菌是感染不了人体的，因此说感染率是很低的，不超过百分之十，而在成年人相对健康的人群中一般只有百分之四点几的感染率。

流感最主要的根源在于内因，是以内因为主、外因为辅的。没有内因，病毒即使进入人体，因没有它生存、繁殖的环境，也就不会感染。若人们能够转变观念，把关注点放在自身，问题就容易解决了。

接下来我们来看看流感的典型症状表现。

高烧：高烧说明身体内环境比较污浊，有毒素、废物在血液、细胞和体液里，甚至于身体里每一个细胞里面都有毒。流感病毒和细菌喜欢这个污浊的内环境，在这个污浊的内环境里滋生的特别快，于是就出现高烧。毒素的积累，加快了病毒进入人体之后的快速复制，造成身体的本能反应。

高烧时，身体会加强代谢、分泌和循环。高代谢、高循环、高分泌的状态是生命本能保护自己的一种能力，在这种状态下更容易把身体的毒素和病毒、致病菌排异出去，这是生命的智慧。

呕吐：如果体内已经积累了很多的毒素，胃肠道里面还有宿食、宿便不能及时排出来，又吃进食物，加重了身体的负担。我们的生命本能很强大，有足够的智慧，会用高烧促进代谢、分泌和循环。这时候身体有能力了，这些东西我不消化、吸收、利用了，我吸收不了它，我运化不了它，我把它吐出来。这就是生命本能的智慧，通过呕吐排异，把胃里面的食物排出来，减轻身体的负担。

腹泻：高烧时，身体有能力促进分泌、代谢和循环。它就有能力促进肠道的运动，肠道里有好多垃圾，如果不能及时排出去，会有一部分通过肠道吸收到血液循环，进入组织脏器，进入每一个细胞，这是一个让我们身体生病的源头，是身体自身中毒的源头。这时候生命本能就出现了一种自我保护的能力——通过腹泻来排异。

生命是很智慧的，这种方式的腹泻，是身体自保的一种能力。这时候顺势利导帮身体去尽快排出肠道里的宿食、宿便，彻底排出了垃圾、毒素，腹泻自然也就停止了。

神志改变：神志改变，笔者认为是自身中毒。身体中毒很深，血液中的毒素，已经进入到身体的司令部——大脑了，影响到了脑神经，改变我们的神志了，神志都不清了，说明中毒的程度很深。

全身肌肉酸痛：我们全身的肌肉和筋脉营养供应不足，废物代谢不了，血液里面充斥着毒素，于是全身酸痛就出现了。

综上所述，就是出现了一系列以全身中毒为主的流感症状。把这个问题弄清楚了，解决了内因的问题，流感就可以快速痊愈，因此说，解决内因问题是流感快速痊愈的根本。我们知道了流感是因为自身中毒，我们身体毒素特别多，造成了让病毒、细菌能够快速滋生的环境。这时候我们再去看这些流感的症状，就不会认为是可怕的疾病，而是我们身体自救的一些本能反应。

二　杀灭病毒，还是顺势利导？

流感的发生是以内因为主、外因为辅的，是因为自身中毒，毒素积累太多了，病毒、细菌才能侵入我们身体，造成流感的一系列症状。

发烧、腹泻是身体通过高代谢、高分泌、高循环尽快排出身体毒素、废物。一些退烧的方法，比如激素、抗生素、退烧药、冰袋物理降温、退热贴等相当于是压制了我们身体的免疫。所有的症状都是我们身体自我保护的一种免疫反应。用物理降温、贴退热贴和服用抗病毒、杀菌的药，这时候等于是加重了身体负担、压制免疫。

高代谢、高分泌、高循环是身体自我保护能力的体现，我们看到了，我们要顺势利导地帮一把，帮助身体解除障碍，快速排出有毒物质、宿食、宿便，当把这些有毒的东西都排异出去之后，流感病毒滋生的环境就不存在了，于是身体没有障碍了，自然也就不需要高代谢、高分泌、高循环，流感也就快速痊愈了，不去退烧，体温自然就恢复正常了。

三 谁是易感人群?

一般认为 5 岁以下的孩子和 65 岁以上的老年人是流感的高危人群。

我们没有认识到自身中毒的这个最重要的因素时，总认为是外来的病毒、细菌，外来的风寒暑湿燥火伤了我们的身体，然后造成发烧，造成感冒，而没有把真正的主因弄清楚，主因在我们身体的内环境。流感来了，发高烧了，用对抗的方法去退烧，身体本能的自我保护是试图快速开放身体，让身体循环加快、代谢加快、分泌加快，当我们用对抗的方法退烧的时候，降低了代谢能力、循环能力和分泌能力。经常用对抗的方法去处理流感，身体会受到伤害，自我保护和免疫能力降低，导致更容易感染。

孩子思维能力不足，不能很好地表达自己的感受，靠父母或者医生去判断。现在大部分家长担心孩子营养不良，不断地给孩子增加营养，却不知道孩子的宿食、宿便太多了之后，不能很好地排异时，就造成非常严重的自身中毒。孩子没有自保能力，他吃进来的太多了，反而不能很快速地去排。一直积累的宿食、宿便在肠道，肠道又把宿食、宿便里面的毒素，输送到血液循环，血液循环又输送到组织脏器和每个细胞。这时候，身体就产生了自身中毒，这是孩子易感的一个的原因。

老年人每天吃一些营养的东西，却未认识到毒素积累是怎么来的，也未认识到为什么会有自身中毒。俗话说，"人吃五谷杂粮，哪有不生病的"。吃了几十年的五谷杂粮，却没有真正地认识到我们生病是以内因为主的，是与自身中毒的程度密切相关的。

老年人的动力、动能不够了，又不懂饮食，自身中毒累加的毒素太多了，当毒素积累到一定程度，病毒、细菌就很容易找上门。因此当感冒病毒流行的时候，老年人比较容易感染，故老年人是高危人群，特别是 65 岁以上的，有高血压、糖尿病、心脑血管病等慢性病的，这些老年人非常易感。这些人自身中毒的程度非常严重，这样的人群很容易出现感染。

四 郭生白先生治疗流感经典方略谈

读过《本能论》或《孩子发烧怎么办》的朋友，应该知道有两张方子应用得很多，其一是银翘汤，也叫透表汤，其二是瓜蒌汤。这两张方子，是非常经典的郭生白先生的验方，广为流传，非常好用，特别有效。郭老大部分的弟子都用过这些方子。

笔者在这里给大家解读一下银翘汤和瓜蒌汤。

先讲银翘汤的组成，有金银花、连翘、牛蒡子、桔梗、板蓝根、穿心莲、山豆根、紫草、甘草，也可以加玄参、生地黄、麦冬。

银翘汤，不是一个固定的方子，是以一个主方为基础，根据每个人的身体情况可以化裁。比如，患者大便特别干燥，可以加紫草、知母，甚至加生地黄；若是出疹子，金银花、连翘、牛蒡子可以加量；若嗓子疼得非常严重，那么山豆根、桔梗就加量。这张方子是活的，要根据每个人的情况，灵活地用好它。

银翘汤，以前介绍了其解决流感的功用，症见咽疼或咽部充血，或咽部化脓，有高烧，全身疼，骨节疼、头疼。银翘汤，是专门解决流感的吗？笔者认为不是，它是帮我们身体排出毒素的，非常完美的一张方子。有很多问题都可以用它来解决。

瓜蒌汤的组方是瓜蒌、陈皮、半夏、葛根、柴胡、茯苓、杏仁、甘草、桔梗。可以加地骨皮、黄芪、黄芩、桂枝、白芍、生地黄、麦冬等，它有一个主方，需要根据每个人的具体情况去化裁。

不管是瓜蒌汤，还是银翘汤，均能帮助我们身体通透地排出毒素。我们比较一下银翘汤证和瓜蒌汤证的相同点和不同点。两方证相同点是都有高烧，大部分都会出现全身酸痛，甚至均可出现咽疼、咽部充血、咽部化脓。不同之处在于：瓜蒌汤证首先是有咳嗽，且咳嗽比较重，甚至达到出现肺炎的程度。而银翘汤证即使有咳嗽，也会很轻，甚至不出现咳嗽。

无论是银翘汤，还是瓜蒌汤，均围绕着排出身体病理物质，排出身体垃圾。大家有没有去关注身体排便呢？大便、小便、汗腺都应关注，特别是大便。

在此我强调"三通"原理。不管是银翘汤，还是瓜蒌汤，用上之后，应注意观察是否在实现了全面的"三通"之后病就好了？如果做不到"三通"，你看病能好吗？我说的是"小三通"——大便、小便、汗腺畅通，通到通透了，把垃圾物质都排干净之后，就热退身和，病就好了。

欲用瓜蒌汤解决咳嗽、肺炎高烧的问题，若实现不了全面的"三通"，咳嗽、肺炎高烧是好不彻底的。使用银翘汤时也一样，若实现不了全面"三通"，病也好不彻底。

大便、小便、汗腺保持畅通，管住嘴巴。快速地把体内病理物质排干净。只要排干净了，把身体"三通"做到极致时，疾病就很容易好了。

当阐明"小三通"之后，我们理应改变观念。避免让伤害自己的因素再进入身体。管住嘴巴的同时，开放身体，只要身体开放到极致了，身体便没有任何垃圾、毒素了，上述问题就解决了。

五 "只给帮助，不给伤害"，解决流感问题

下面笔者给大家介绍大海银花杞菊茶，以及我们的最佳方案——黄玉杞葛饮（合剂），并配用当归玫瑰足浴粉以泡脚，再加上液体食物，以快速实现身体"三通"，达到身体完全通透。实施这个疗程之后，流感很快就好。

不管是大海银花杞菊茶，还是合剂，起到的作用就是帮助身体快速实现"三通"，即在管住嘴巴的同时，帮助身体实现"三通"，快速开放身体。

首先开放汗腺和小便，保持全身微汗和较频繁小便，在此基础上，通过用足量大海银花杞菊茶泡水喝，成人一次可用两包，五六岁的孩子每次一包，隔两三个小时就换新的。根据每个人身体状况不同，一般用一到两包，以帮助身体快速开放。

发高烧时需要补能量，身体的高循环、高代谢需要能量支持。不是说吃点儿稀粥、蔬菜水果就可以的。吃液体食物最好，比如糖水（红糖水、白糖水、冰糖水都可以），蜂蜜水、枸杞水或者鲜榨果汁，提供身体足够的能量，液体食物减轻了脾胃、肠道的负担。疾病原本因脾胃、肠道负担过重，不能及时排出代谢废物，肠道把毒素吸收入血液循环，并进入组织脏器，进入每个细胞，从而出现了自身中毒，有了流感病毒快速滋生的内环境，因此我们一定要从源头上解决，减轻肠道的负担。一般过两三个小时，大便、小便、汗腺就畅通了。第一次大便一般是干便，可能再过一二个小时，又排一次稀便了。再隔一两个小时，又排一次稀水便了。持续用大海银花杞菊茶或合剂，给身体帮助，继续排便，再之后排水样便兼黏液便。如果是流感不太严重的，一般就热退身和，流感的症状都不见了，全身舒服，体温也正常了，流感就好了。

若还有咳嗽，有肺炎，或肺炎高烧，则继续喝茶以继续帮助身体"三通"，保持全身微汗，保持小便通畅，保持大便特别畅通，大便呈水样便加黏液便，拉一两次，三五次，会发现咳嗽好了，肺炎也好了，肺炎高烧也好了，体温正常，彻底好了。解决流感等问题是这么一个过程。

"只给帮助，不给伤害"的方法都是好方法，我们可以综合起来给身体全方位的帮助。当归玫瑰足浴粉，是外用的万能方，它有非常好的能力，帮助身体开放。它通过泡脚的方法，帮助身体排大便、小便以及开放汗腺，它有促进代谢、促进分泌、促进循环的能力。用大海银花杞菊茶或黄玉杞葛饮，加上当归玫瑰足浴粉，快速帮身体开放，实现"三通"，当"三通"到极致，身体垃圾、毒素都被排异干净了，热退身和，疾病就好了。

不管是大海银花杞菊茶也好，合剂也好，当归玫瑰足浴粉也好，都是帮助身体实现"三通"的工具。我们前面解读的透表汤和瓜蒌汤，都是治病的药。我们现在采用的方法和工具，是帮助我们身体实现健康的，是"只给帮助，不给伤害"的方法和工具。

大海银花杞菊茶只能应用于急性病，比如说急性流感，并且是体质较好的人。5岁以下的孩子和65岁以上的老人，平时有严重亚健康的人，生大病的人，身体比较虚弱的人，慎用大海银花杞菊茶，可以选择合剂或者选择我们的指导师以获得更完善的指导和帮助。

我们帮助身体实现"三通"的工具，是"只给帮助，不给伤害"的药食同源的功能性食物。这样治病就变成养生了，因为用的是食物。我们利用功能性食物的方法，快速实现"三通"，快速达到通透，我们身体内环境变得清洁干净，这时候流感就快速好了。

我们这个药食同源产品的帮助理念，就叫"只给帮助，不给伤害"。我们不用药来治病，我们用功能性食物来养生。我们如果做到"三通"了，这个便是极致的养生。用这种极致的养生方法，所谓的发烧和流感，可以快速地好。平时我们就要做到"三通"，做到吃、动、排平衡，做到转变美食观念，以提升自己生命的境界。提升生命境界之后，问题就好解决了。从享受美食观转为享受生命美好观，进入一个美好的身心充满智慧的生命观。

我们通过追求这种美好的生命状态，能够做到把美食观转变成每日所需要摄入能量的观念，我们每日需要摄入多少能量就摄入多少能量，一点都不要多。这时身体完全消化吸收利用之后，分解的那些垃圾糟粕，就很容易排干净，就实现了吃、动、排平衡，实现了全面的"三通"，也就能够进入我们追求的那个身心充满智慧的生命观，也就是直接进入我们追求的健康状态，一种非常美好的生命状态。

六 做好预防，不再易感

"吃、动、排"平衡与"三通"保健康，两者密不可分。吃、动、排平衡贯穿着全面的"三通"。我们可以通过优秀运动员的状态来看生命，看吃、动、排平衡与"三通"保健康之间的关系。

一个长跑运动员，他的吃、动、排是不是平衡。他每天吃了那么多美食，但是有个特点，他不长体重。因为他运动了，运动之后就把美食消化吸收利用了，把能量都利用了，而且那些垃圾、糟粕不过夜就被排干净了，他实现了吃、动、排的动态平衡。他可以保持非常好的运动能力，他所吃之物的能量都被消化吸收利用了，转化成了体能，使其体能非常好。

一般人的心率都比优秀运动员的心率快很多，运动员心率一分钟 50 次，一般人 72 次左右。当我们真正认识了生命，知道怎么去对待生命，怎么让我们的生命有一个非常好的健康状态的时候，当我们真正达到身体的健康平衡时，会出现一个非常有意思的表现：心率会达到优秀运动员的心率水平，笔者把这种状态叫作待机状态。也就是说，在静息状态下，身体保持非常清洁干净的内环境，肠道里面没有垃圾，身体里面也没有垃圾。当平衡状态持续时，心率变慢了，运动员心率为 50 次/分钟，普通人也可以达到 50 次/分钟。不是通过大量运动，而是通过节制饮食，适量运动，普通人和运动员均达到吃、动、排平衡了。每天吃的食物被消化、吸收、利用完了，垃圾不过夜被排干净了。

当我们发现这个现象之后，我们就知道了原来我们可以用运动员的运动平衡、健康平衡去衡量每一个人的健康平衡。它是一个动态的，你运动得少，吃得也要少，达到平衡了，人就是健康的。

笔者给大家的生活建议，就是把美食观念转变成每天所需能量摄入的观念，即每天需要摄入多少能量，而不是每天去享受美食。如果把这个观念转了，即使它是美食，我们也是把它作为一种我们每天所需要的能量来摄入的。若只需要一盘蔬菜，

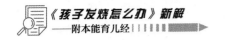

就可以达到平衡，那么这时候你就只能去吃一盘蔬菜。

我们需要提升生命的境界，提升生命美好的程度。

应该如何做呢？首先就是要做到吃、动、排平衡。平衡是有参数的。比如，我们通过吃、动、排达到平衡后，脉率、心率是否达到和最优秀运动员的心率、脉率一样？是否拥有最佳体温、最佳体重，以及最佳血压、血糖的参数？我们的身体是否感受到没有亚健康？是否感受到身体那种愉悦的美好的呈现？

如果做到了，利用"三通"，利用吃、动、排平衡，做到保健康，流感就没有了，因为没有病毒滋生的内环境了。即使有诱发因素，病毒、细菌进入人体，但因无其滋生的环境，就不会生病。

七　咳嗽、肺炎

笔者团队把郭老关于发烧的讲座集结整理，出了一本小册子，叫《孩子发烧怎么办，老人发烧儿女怎么办》。这本册子中有气管炎、支气管炎、肺炎的治疗方法，介绍了麻杏石甘汤、瓜蒌汤、透表汤对气管炎、支气管炎、肺炎的调理，最终获得健康的结果。

麻杏石甘汤中有麻黄、石膏、杏仁、甘草。根据患者发烧、咳嗽、喘的症状用。麻杏石甘汤是张仲景的方子，可以加上金银花、连翘以透表，效果会更好。

现在用"三通"理念来重新分析这张方子，麻黄可以发汗、利小便，生石膏可以通大便，金银花、连翘可以透表，这个透表不只是说通过皮肤往外排毒，它也有通大便的能力，也有帮助身体开放皮肤表面孔窍的能力。从整体来看，配方非常完美，可以帮助身体大便、小便、汗腺畅通，加上管住嘴巴，保持好畅通的能力，当身体把毒素、废物都排干净之后，肺炎、气管炎、支气管炎，就都能好。

在《孩子发烧怎么办》这本册子里，有两张瓜蒌汤的方子。有一处提到瓜蒌汤，组方是瓜蒌、杏仁、茯苓、桔梗、泽泻、甘草。另一处也提到瓜蒌汤，组方是瓜蒌、甘草、杏仁、桔梗、茯苓、枳壳、陈皮、柴胡、厚朴。两张方子虽组方不同，但它帮助人获得健康的思路是相同的，整体的方向也是相同的，同时也说明瓜蒌汤组方是可以加减的。

柴胡是通调三焦气机的，柴胡有发汗、利小便、通大便的作用。瓜蒌可以止咳，可以通便。厚朴宽胸理气，可以促进胃肠道的蠕动，促进排异。这张组方帮助身体本能实现大便、小便、汗腺畅通。茯苓、甘草利小便，枳壳可以促进胃肠蠕动。整体来看，还是依据"三通"的规律。管住嘴巴，实现大便、小便、汗腺畅通，通过这种通透获得健康。只要把身体内部的病理物质和垃圾排干净，热退身和，也就不咳嗽了。找到了这个规律，不是用什么药去治病，而是通过帮助身体提升能力，解除障碍，实现"三通"。

凡是用具有偏执性的药物，就要辨证，偏重于什么样的性质，医生利用好这个偏执性帮人治病。采用的是执中和谐、顺势利导的方法，但药物有一定的偏执性，需要辨证施治，需要精准的辨证。

笔者的观念是"只给帮助，不给伤害"，不用偏执性的药物来治病，而是用功能性的食物去帮助人，顺势利导地帮助人提升能力去使疾病痊愈。用功能性的食物帮助身体实现"三通"，大便、小便、汗腺保持畅通，管住嘴巴，用最快的速度帮身体把废物、毒素排干净，不管是肺炎、气管炎、支气管炎，都可以快速痊愈。

我们的方法有很多，最极致的方法是用黄玉杞葛饮去帮助开放身体，用玫瑰足浴粉泡脚，开放汗腺，促进代谢，促进循环，促进分泌，用液体食物替代有形的食物，给身体能量和营养的同时，不给脾胃、肠道带来负担。利用这个方法，快速实现身体的全面"三通"，保持好这个"三通"，可以用最快的速度恢复健康。这种产品不是药，而是药食同源的食物，通过这种方式就是不药而愈。

不用我们的产品是不是也可以获得健康？生活中也有人采用一些简单的方法获得健康：比如，有的人能力比较强，感冒了，不舒服了，那么他只喝水，感觉有个几天他就能好。有的人不舒服了，发烧了，有点咳嗽，通过运动，只喝水，或者吃非常容易消化的食物，或者蔬菜水果榨汁，一两天之后也就好了。有的人说，我有这个经验，感冒了，咳嗽了，我只喝水，加上泡脚，一直保持全身微汗，其他东西不吃，经过一两天，大便拉了很多，保持好"三通"，我也好了。有的人做艾灸也找到规律了，遇到感冒发烧，肺炎者，就建议其喝水，喝蜂蜜水、枸杞水、糖水，然后做艾灸，灸到全身微汗，艾灸到排便特别畅通，经过一两天也好了。

在此笔者再次强调，看到以上急性问题，首先不用着急，应把"三通"理念弄清楚，尤其是观念通。人生病，是以"内因为主、外因为辅"的。去掉内因，身体的毒素、废物完全清理干净之后，身体拥有一个非常干净的内环境，我们的问题就解决了。

八　腹泻、呕吐

急性肠胃炎，郭老在《大医传承实录丛书》中讲过两张方子：白头翁汤和三黄泻心汤。

很多人在学习《本能论》和《孩子发烧怎么办》的时候，认为是某张方子对应于某病，某味药对应于某个症状。其实不然，这些人更应该理解"三通"理念和加深对自身中毒的认识。急性肠胃炎，不单可用三黄泻心汤、白头翁汤解决问题，换成透表汤、瓜蒌汤，也可以解决问题。不管你是白头翁汤证，还是三黄泻心汤证，笔者用透表汤、瓜蒌汤照样可以解决宿食发烧和痢疾的问题。笔者看到的是整体，看到的是排异和"三通"，不管是三黄泻心汤，还是白头翁汤，目的是帮助身体把毒素完全排干净，排异完成后，自然热退身和。我们看到了这个核心病机，就知道了三黄泻心汤证和白头翁汤证都是身体毒素太多了，身体有障碍，不能快速地完成排异。三黄泻心汤、白头翁汤，就是帮助身体解除障碍，排出毒素，排出身体废物的。只要帮身体把毒素排干净，患者热退身和，病就好了。透表汤、瓜蒌汤也有这个能力，在心下痞，宿食发烧和痢疾时，帮助身体快速地把垃圾排出去。

如果人们选择三黄泻心汤来解决宿食发烧的问题，可以。但如果用它去解决瓜蒌汤证的问题，不但解决不了其问题，反而会造成误治，带来伤害。而我们采用透表汤和瓜蒌汤去解决宿食发烧，就不会伤身体，不会误治。当遇到白头翁汤证时，如果我们用透表汤和瓜蒌汤来解决问题，不至于误治，因为两方具有顺势利导的作用。欲用好这些具有偏执性的方药帮助我们实现"三通"，需要我们具有辨别能力。

"只给帮助，不给伤害"的方法，更完美、更完善。

九　幼儿急疹、手足口病

遇到幼儿急疹和手足口病，三黄泻心汤是不可以用的。如果用三黄泻心汤的话，会伤身体。因它具有偏执性，有相应的适应证和禁忌，需要精准的辨证，急疹、手足口病、麻疹误用该方的话，容易造成严重后果。

幼儿急疹和手足口病，首选的是透表汤，其次是瓜蒌汤，两者均可以帮助孩子解决出疹和手足口病。以前笔者只知道用透表汤可以帮助孩子解决手足口病和急疹。为什么瓜蒌汤也可以用呢？因为笔者看到了生命的规律，知道疾病是以"内因为主，外因为辅"的，知道出疹子也好，手足口病也好，最主要的是内因，是自身中毒，是肠道垃圾积累过多，不能很好地往外排异，这些毒素通过肠道，进入血液循环，进入组织脏器，进入每一个细胞，身体毒素太多了。幼儿急疹和手足口病，都是身体本能为了保护自己，从皮肤和血液排毒造成的一种现象。把这个弄清楚了，我们的思路就拓展了，可以通过"三通"理念，去帮助身体达到内外开放、极致通透的状态。用"只给帮助，不给伤害"的方法实现"三通"，那就更好了。

透表汤和瓜蒌汤，针对急疹和手足口病非常有效。如果从《本能论新解》的理念来看，解决问题的方法就更简单了：可以用大海银花杞菊茶或黄玉杞葛饮，加上吃液体食物，比如蜂蜜水、枸杞水、糖水、鲜榨蔬果汁，再用当归玫瑰足浴粉泡脚，快速实现身体的全面"三通"。用"只给帮助，不给伤害"的方法，快速把身体的毒素、废物排干净，身体清洁干净之后，婴幼儿的急疹和手足口病，都能快速痊愈。

《本能论》阐明了郭老帮助人获得健康的核心思想——执中和谐，顺势利导。麻杏石甘汤、三黄泻心汤、葛根芩连汤、透表汤、瓜蒌汤、排异汤等，均是符合中道的，均是要帮助身体快速开放以帮助身体把内部的毒素排干净，最终获得健康结果。《本能论新解》"只给帮助，不给伤害"的理念进一步体现了执中和谐。

笔者团队做养生，力求做好极致的养生，做好执中和谐，以获得健康的结果，该方法有利于每一个人收获健康。用功能性的食物帮助身体快速提升能力，帮助身体快速实现"三通"，快速把身体毒素、废物排干净，获得健康结果。不用再去吃又苦又涩的药了，而是用功能性的食物，用相对可口的食物就能获得健康的结果，这是《本能论新解》对《本能论》方法和理念的发展和提升。

十　急性中耳炎

患宿食发烧的孩子，有一部分会伴见急性中耳炎，患痢疾的孩子，也有可能会伴见急性中耳炎。透表汤证和肺炎患者，也有伴见急性中耳炎的。

肺炎、麻杏石甘汤证伴见急性中耳炎的，当用顺势利导的方法将肺炎的问题解决了时，一般来说，中耳炎的问题在这个过程中也能被解决。瓜蒌汤证肺炎伴见急性中耳炎的，用瓜蒌汤，在肺炎康复的过程中，急性中耳炎也会消失。急性中耳炎不是一个独立的病，只是身体的一个症状表现，是身体内部充斥的毒素太多了，不能快速地排出来，身体出现的一种中毒现象。身体要解毒，耳朵里面也有淋巴组织、淋巴细胞，局部毒素很多时，淋巴细胞就启动了，以开始解毒。解毒时就有分泌，就出现所谓的炎症。当身体的毒素没有了，耳朵里的毒素也没有了，免疫细胞就不需要去解毒了，此时中耳炎也就痊愈了。

若用《本能论新解》的观念去解决急性中耳炎的问题，方法很简单，即实现身体的"三通"，管住嘴巴，创造一个良好的、干净的身体内环境。只要身体内环境完全干净了，急性中耳炎则肯定会好。

用大海银花杞菊茶或黄玉杞葛饮，加上足浴的方法，给液体食物，发挥开放身体全面"三通"的能力，急性中耳炎就能快速痊愈。

急性中耳炎也有外用的方法，可以将万用膏涂在耳中以缓解症状，但最重要的是，要清理身体内环境，干净的身体内环境创造出来之后，急性中耳炎才能真正去根。

附 篇

郭达成
本能育儿经篇

一　孕前准备

（一）真正的优生优育

经常有用户流产后找我们调理。用户有因胎死腹中流产的，有习惯性反复流产的，也有因先兆性流产考虑怎么保胎的。要帮助一个人，首先要了解此人整体健康状况，分析其健康档案。严重的亚健康和慢性病往往和流产或先兆流产密切相关。从我们过往的案例来看，造成流产的根本原因在于身体不健康。

大家都希望自己的孩子健康聪慧。要达到这个目的，我们要考虑如何优生？如何做得更好？

有些孩子有先天性的缺陷，如智障、发育不全、畸形等，还有孕期检查出葡萄胎的。去调查这些孩子的父母在孕前和孕期的健康状况，发现他们往往有亚健康，以及生活方式、饮食方式方面的问题，孕期给孩子造成了伤害。从我们以往的经历来看，经过调理，获得完全健康的父母所孕育的宝宝没有出现类似问题的。

从这方面来看，多数先天性疾病是可以避免的。父母不应稀里糊涂地去备孕，待孩子生下来之后再去解决其先天性疾病，而是应在准备要宝宝的时候，先看一看自己的健康状况，须知：夫妻双方在完全健康的状态下备孕和生育，会避免很多问题。虽然出现问题，我们可以去解决，但是最好是做好前期的准备，以避免出现问题。

孩子后天的健康问题，和父母孕前和孕期的健康状况有很大关系，夫妻双方在完全健康的状态下备孕和生育，宝宝在出生时身体就会比较健康，本能也会比较强大，再加上父母有正确的健康育儿观念，宝宝的生长发育过程就会比较顺利。对父母来说，带孩子也会更轻松。

无数父母经过调理获得健康后，有了"本能宝宝"。我们观察到，这些宝宝出生时都非常健康，在他们成长的过程中，父母们非常省心，宝宝很少生病，即便偶尔有点小问题，父母自己在家就可以解决了。我们把这些经历总结出来，就有了本

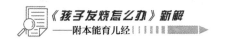

能健康育儿的标准。

父母若想生一个健康聪慧的宝宝，一定要先获得自身的健康。我们可以给健康定一个标准。

基础的健康标准是：夫妻双方没有亚健康，没有慢性病，没有所谓的终身病。只要按着规矩来，大部分人都可以做到没有亚健康，可以解决慢性病的问题，甚至解决一些所谓的终身病问题。

提到治病，大家关注的都是缓解症状，减轻痛苦。若要获得真正的健康，需要转变观念，把关注点由治病转为养生。养生的前提是改正错误，把错误改了，做养生，然后可以快速健康起来。即使是糖尿病、高血压、心脑血管病、脂肪肝、各种慢性炎症，我们只要帮助身体把积累的毛病改正了，上述诸多的症状就快速消失了。

儿女是父母生命的延续，父母身体健康就是给儿女打下了良好的健康基础。要获得本能健康育儿资格，夫妻双方首先要获得九大健康参数，没有任何的亚健康。父母先做到自身健康，再去生儿育女，这是真正的优生优育。

（二）备孕资格

本能健康育儿资格是夫妻双方没有任何亚健康，首先是要达到九大健康参数的极致标准。《本能论新解》对九大健康参数有详细的论述。体温、体重、脉搏、大小便、血压、血糖、饮食、运动和个人感受，这些方面的参数和感受都需要达到标准。达到标准之后，其指标可以通过现代的检测手段去验证。

调理亚健康和慢性病之前先做体检。相关体检包括血常规、尿常规、血压、体重、肝功能、肾功能、心电图等检测。不管用户问题有多少，都没有关系，记录下来，有个依据。

然后，我们开始做健康日记，每天用"只给帮助，不给伤害"的功能性食物做调理，以获得极致的健康参数。获得极致的健康参数之后，我们再去检测血常规、尿常规、血压、体重、肝功能、肾功能、心电图等。然后进行前后对比，可以看到其结果有很多变化，看看是否都恢复到了非常好的健康状态。

我们可以通过收获健康的过程去重新认识各种检查指标的参考范围。我们采用系统思维进行调理，收获的是系统效应，九大健康参数可以相互验证。用身体的健康平衡去验证和认识检测指标，可以对很多数值产生新的认识，可以认识到什么样的数值范围更有利于身体恢复健康。现代医学的各种检测指标也是一种健康参数。

日常保健和调理养生，需要的是可以反映身体的整体健康状况，并且能够很简便地就观测到的指标。此外，需要指标对于日常生活习惯有很及时的反馈，即一旦有不利于健康的行为，很快指标上就有反应，而有利于健康的行为，很快指标上也有反应，这样的指标才有利于指导我们更好地恢复健康。

血压是人的本能，是与生俱来的能力，该高的时候就高，该低的时候就低，它是为了维系我们生命的存在。如果我们保持身体内环境处于清洁干净的状态，血液也清洁干净，那么血管不再阻塞，则身体所需要的血压自然会降低，即血压会自主调节到身体需要的数值。

血糖是身体组织细胞代谢活动的能量来源。当我们管好了饮食，做好了运动，控制好了另外八个参数，再来看血糖的指标，将会发现：即使不用胰岛素和降糖药，血糖的数值也正常了。通过我们长期的观察，糖尿病用户通过调理，空腹血糖能够持续处于5.0mmol/L以内，其亚健康症状就能得到非常好的修复，胰岛功能也可以得到非常好的修复。这是我们在实践中观察到的，可以帮助身体快速恢复能力、快速获得健康的一个参考值范围。九大健康参数的互相验证，可以帮助我们重新认识血糖的参考值范围。

即使是患有乙肝、肝囊肿、脂肪肝，甚至肝硬化、肝腹水的患者，若通过调理获得九大健康参数，那么这些乙肝、肝囊肿、脂肪肝，甚至肝硬化、肝腹水的问题是可以逆转的。肾病综合征，通过调理获得九大健康参数后，也是可以逆转的。

心脏有问题的大部分人，通过功能性食物调理，获得九大健康参数之后，再去看心电图，会发现心电图恢复正常了。

一旦获得九大健康参数，血常规、尿常规慢慢地也都恢复正常了。

通过观察这些指标的变化，我们逐渐清楚地意识到：病不是被治好的，病是养好的。所谓的"病"，其实不是病，而是我们长期以来养成的毛病，贪吃、贪玩，这些不良的生活方式不利于身体的健康平衡，没有了健康参数的平衡，就生病了。想获得健康参数平衡，我们认为，不应提倡用药来治病，而应提倡用"只给帮助，不给伤害"的方法来恢复健康。

不健康的诱因是饮食多了，运动不够，营养过剩，自身中毒了。这时候健康参数就有问题了。若能改掉毛病，自律养生，则能获得健康参数。健康参数获得之后，再去看这些所谓的病，就都消失了。因此说，病不是治好的，只能去养生，规范自己的行为，把毛病改了。做好养生，就能快速获得健康平衡。

夫妻双方要获得健康育儿资格，就要使得其身体无亚健康。我们可以从九大健康参数和实验室的检测结果去验证其是否获得了健康。当夫妻双方都获得所有的健康参数之后，他们就有资格去孕育宝宝了。

夫妻双方若想要健康状态进一步提升以获得极致健康，需要保持身体内环境的清洁、血液干净，在获得九大健康参数的基础上，进一步提升健康状态，做体能的提升。通常在保持好健康参数平衡的基础上，他们可以用饮食和运动来调控，可以适当多吃一些营养物质，用加强运动来保持其健康参数的平衡，提升其体能。坚持下去，逐渐提升他们的健康状态。当夫妻双方的健康状态更好了，就有机会孕育出更加健康聪慧的宝宝。

（三）什么样的人不宜怀孕?

夫妻双方只有做到没有亚健康，才能真正有能力孕育好后代，确保胎儿有个良好的开始，给胎儿提供良好的生长发育环境。亚健康和不健康的人群是不宜怀孕的，这是笔者的观念。

若夫妻双方在有亚健康的状态下怀孕，其孩子生下来之后，虽然也没有感觉到孩子有哪儿发育不好，孩子智力也还好，方方面面也还好，但实际上是有隐患的，这些孩子出生之后需要给予更好的照看。

患有先天性疾病如先天性心脏病，先天性肾病，先天性贫血，先天性痴傻的人，是不宜怀孕的。在农村有种现象，有的男孩生来就有先天性痴傻，但其家人为了传宗接代，还是会给他找一个痴傻的老婆，于是两个傻子在一起，并且生孩子，如此这般，给家庭和社会带来了非常严重的负担。

下面是笔者关于遗传性疾病话题的探讨：通常人们认为，高血压是遗传的，糖尿病也是遗传的，对于肾病、肝病、胰腺病等，通常也去寻找遗传因素。而笔者认为，很多时候遗传的是生活方式、饮食习惯。而遗传基因只是很次要的因素，只有当自身中毒、身体整体功能差了之后，遗传因素才能显现出来。

夫妻双方在怀孕之前的亚健康，会影响到胎儿的生长发育，孕期的不良生活习惯也会对胎儿有影响。孩子出生之后，虽然感觉孩子挺正常的，但是孩子在生长发育过程中容易生病，生病的时候会有各种各样不同的表现，有的容易感冒、咳嗽，得肺炎，有的感冒了不咳嗽，有的一生病就拉肚子，有的人几天不拉一次大便，时间长了之后发烧，有的孩子容易起皮疹。孩子长大之后也会表现出不同，亚健康的孩子更容易生病，比如易患肝癌、肾病、胰腺癌、脑瘤、糖尿病等不同的疾病。最终的原因在于夫妻双方怀孕的时候不够健康，给孩子带来了隐患。虽然孩子平时显现不出问题，但当孩子自身中毒达到一定程度之后，则其身体功能低下，于是这些遗传因素就表现出不同的现象。中医称之为"先天不足"。

中医有言："先天不足，后天补。"先天不足，后天补养也是能养过来的。疾病的根源是以"内因为主、外因为辅"的，最主要的内因是自身中毒。即我们吃的食物超出了自身需求，给身体带来了负担。每天吃的营养物质，通过消化、吸收、利用之后，其代谢废物需要及时排出体外。若吃进来的营养物质过多，给我们身体带来负担，则不能及时排异，从而形成宿食、宿便，部分腐败物质被肠道吸收进入血液，导致我们全身中毒。

若懂得吃、动、排平衡，做好了养生，大多数所谓的遗传病，竟然不再显现了。若能做好养生，有些遗传因素则不显现出来，比如地中海式贫血，一般都认为该病属于先天遗传性疾病。但是笔者通过给孩子调理和养生，这些孩子几乎都可以恢复健康。

夫妻双方有非常健康的身体再去怀孕生育，其宝宝出生之后就会拥有足够的健康。至于先天性疾病，首先是预防，需夫妻双方没有任何的亚健康，避免近亲结婚。需注意孕期养护：不一定要吃高营养的东西，而是要做到"三通"，做到吃、动、排平衡。即使是一般的食物，身体也能够把其中的营养物质消化、吸收得非常完善。只有这样，才能满足胎儿生长发育的需求。

（四）孕前健康评估

孕前健康评估非常重要。一般是先填写健康信息调查表，然后根据健康信息调查表的结果做出健康评估。当我们完成这张调查表之后，会根据每个人的情况进行系统分析。比如，妻子是否有月经不调？有月经不调者肯定是有亚健康的人。有妇科病，比如子宫肌瘤、卵巢囊肿等，肯定是不适合怀孕的。如果妻子有亚健康，我们首先要把其亚健康调理好。当没有亚健康和慢性病，才有资格进行健康育儿。

如果夫妻有亚健康，或器质性病变，或慢性病，首先其要做到身体的全面"三通"，大便、小便、汗腺畅通。做好吃、动、排平衡，每天监测九大健康参数，记录健康日记，直至达到健康平衡，即其健康调查表上的所有症状都消失掉，比如脂肪肝、子宫肌瘤、卵巢囊肿、息肉等都消失掉，身体内环境相当好，百分百健康。

在其身体内环境清洁、干净的同时，加强运动。若进食更多的营养物质，运动则要跟得上，以保证每天身体代谢产生的垃圾通过大便、小便、汗腺及时排出体外。九大健康参数和吃、动、排平衡是相辅相成的。只要夫妻做到了吃、动、排平衡，获得九大健康参数，其准备工作就非常完美。不管是男士，还是女士，都应该达到健康平衡，从而才有资格去要宝宝，才能够做到最好的备孕。

最极致的健康状态是身心健康。身体的健康平衡是心理健康的必备条件。一般先调理身体，使之达到极致健康，从而心理健康就有了基础，就能够达到非常和谐平衡的状态，比如无心理疾病，没有遭受焦虑、抑郁等的困扰，大脑比较清醒、客

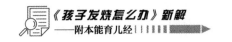

观、理智，有调节情绪的能力等。在工作、生活、学习、社交诸方面，适应性良好，表现出较好的功能水平。

身体健康之后，心理健康随之而来。心理健康是我们每个人与生俱来的本能，该本能是否能彰显出来在于身体的健康程度。身体健康时，心理一般都健康。身体健康之后，人们通常乐于享受美好的人生，同时也能够懂得知足常乐的道理，不会再去钻牛角尖了。一般钻牛角尖的人，通常其身体不够健康。身体一旦达到极致健康时，人们待人接物能力强，既善待自己，又善待他人。适应环境的能力很强，情绪稳定。当夫妻双方拥有了身心健康，就更有资格获得本能健康育儿资格证。

（五）高龄夫妻备孕

有位近50岁的女士，虽说她年龄大，但她月经正常，没有任何亚健康和器质性病变，体能特别好。用我们的九大健康参数去给夫妻双方进行评估，夫妻双方的参数非常标准，说明其身体是健康的、处于年轻态的，其分泌、代谢、循环都非常好，他们有资格去怀孕生育。另一位20多岁女士，月经不调很严重，又有子宫肌瘤和卵巢囊肿。她虽然年轻，但却不适合怀孕。

笔者认为，怀孕生育基本上没有年龄限制，只有健康限制。只要身体完全健康，月经正常，没有亚健康和器质性病变，用我们的健康标准衡量，九大健康参数达到了，相关检查的指标在理想范围内，夫妻双方足够健康，从而拥有怀孕资格。此条件适合于20多岁的夫妻，也适合于四五十岁的夫妻，高龄夫妻备孕和二十多岁的年轻夫妻一样，均需要获得极致健康。

如果有慢性病、妇科病，肯定是要先调理好，比如子宫肌瘤、卵巢囊肿、月经不调等问题，都要先解决掉。首先，要做好健康日记，按照规矩去做养生，每天去看自己身体是不是逐渐在好转。当身体内环境清洁、干净之后，再看子宫肌瘤、卵巢囊肿等问题，是否逐渐在减轻。男士的脂肪肝、大肚腩、前列腺的问题，以及整体的健康状态会一天比一天好。经过一段时间调理之后，对于一些器质性病变，可以检测一下。一般通过身体自主调节，器质性病变会消失的。做好健康日记，我们就能观察到恢复健康的过程，做好"三通"，管好嘴巴，去看看我们是否能够恢复健康。有慢性病、高血压、糖尿病、心脑血管病者，通过一段时间规范自己的行为，能获得健康参数和极致健康。

笔者关注的就是极致的健康。不管是二三十岁的人，还是四五十岁的人，只要没有亚健康，慢性病和器质性病变，体能很好，身心极致健康，就均能孕育出健康聪慧的宝宝。

孕育宝宝需要父精母血，最重要的条件是夫妻双方身体内环境清洁、干净，以及血液清洁、干净。美食和营养物质是否能够转化成非常干净的内环境是其核心关键，因为清洁、干净的内环境是孕育宝宝的最佳环境，血液干净就有充足的营养供给宝宝生长发育。

夫妻双方身体的代偿能力越强，其孕育宝宝的能力就越强，让宝宝苗壮生长的能力也就越强。在保持好身体内环境的清洁、干净的同时，提倡加强运动，提高体能。这时候孕育宝宝就没有任何问题。极致的健康状态是孕育胎儿的重要条件。

二　孕期保健

（一）早孕反应严重，忍忍忍吗？

很多人把早孕反应当成是很正常的生理现象了。很多人讲，忍过 3 个月，就没事了。有的人忍过 3 个月，早孕反应的确减轻了。也有的人三个月之后，反应还是相当严重。我们理应找到早孕反应的原因，及时抓住根源以去除诱因是关键，而忍的做法是不可取的。

有的人早孕反应很严重并持续很长时间，有的人几乎没有早孕反应，也有的人早孕反应很轻，且持续的时间也很短，为什么会这样呢？难道只是个体差异吗？在怀孕前是否有亚健康和慢性病呢？绝大多数的早孕反应，是可以快速消失的。

我们讲的是顺势利导。怀孕之后，孕妇一般有一个适应过程。通常，快的一两周就适应了，最多也不超过一个月。如果超过一个月，则很可能是孕妇怀孕之前就存在亚健康，其身体的自主调节能力比较差。

我们需要用系统思维去看问题：怀孕了，孕妇有早孕反应，很不舒服，是不是可以通过顺势利导的方法帮助孕妇快速缓解呢？比如说孕妇恶心、呕吐，如果孕妇能够做到"三通"，大便、小便、汗腺保持畅通之后，再来看看她还有没有恶心呕吐呢？

反过来说，孕妇有早孕反应呕吐，我们去看她的整体，为什么会有呕吐？我们用"三通"理念去看，有没有实现"小三通"？大便、小便、汗腺保持畅通，是不是足够畅通？如果不够畅通，先帮助孕妇身体实现畅通，再看其呕吐、恶心，是不是减轻了？如果减轻了或者消失了，我们再回头来看早孕反应，是正常的生理现象呢？还是身体本能出现障碍了？实际上早孕反应是我们身体不够通透了之后出现的一种反应和症状。

不要把早孕反应当成正常的生理现象来看。笔者认为，出现早孕反应说明孕妇身体是有问题的。我们能够快速解决这个问题。

（二）怎么加强营养？

孕期应该怎么吃？笔者的建议是吃好消化、易吸收的食物，不可以盲目进补，保证身体每天吃的食物可以很轻松地被消化、吸收、利用，这样才能确保母亲和胎儿有非常好的生命状态，让宝宝有一个很好的生存空间。

若孕妇没有食欲，要硬撑着进食吗？要少吃多餐吗？怀孕早期，胎儿的生长发育要利用母体的营养和能量，在母体还没有真正"承认"胎儿的时候，也算是身体里的异物，于是出现了早孕反应。胎儿是一个生命，在长身体，肯定需要为其提供充足的能量。至于孕妇是不是要硬撑着进食？这个是要探讨的。

一方面是孕妇没食欲，一方面孕妇和胎儿需要营养，还要大量地进补，因此提倡孕妇少吃多餐，以确保能量和营养摄入充分。首先要知道孕妇为什么会吃不下东西。其实这也是孕妇身体的一种本能反应，孕妇身体发出信息，身体堵了，硬撑着进食是不好的。孕妇没有食欲，理应找到没有食欲的根源。吃东西要吃出健康，孕妇若吃出健康了，则其宝宝也能"吃"出健康。

孕妇吃东西，尤其要注重维护其血液健康。孕妇大量进补荤腥，比如肉、蛋、奶、河鱼、海鲜，每天定量吃，吃上一两周或者一个月之后，其血脂、血黏度、血象会出现什么变化呢？通常会发现孕妇血脂高、血黏度高，这样的血，是不能够很好地孕育胎儿的。胎儿的孕育需要清洁、干净的母体内环境，其血压、血脂、血黏度、血象均健康，其他各种生化指标也均健康，这样的母体内环境足够干净、健康，胎儿因此可以健康地生长发育。

中医讲"父精母血"。怀孕之后，胎儿要靠母体的血液濡养。孕妇的血液健康与否，决定了孩子的生长发育是不是健康。保持好孕妇清洁、干净的内环境，是孕育胎儿的最佳方式。能帮助孕妇血液健康、内环境清洁、干净的"补"才是真正的补。

孕妇吃进去的食物只有被充分吸收、利用、排异掉，其血液才会健康。高蛋白、高营养的食物，若进食过多，孕妇消化、吸收不了，则会给孕妇身体造成严重的负担，从而加重孕妇早孕反应。

此外，孕妇需做适量运动。运动的目的在于帮助孕妇的身体快速吸收其吃进来的营养物质，并代谢、利用掉。一般孕妇不宜进行高强度运动，而主张做轻度运动，比如散步、慢跑、腹式呼吸，甚至可用温水去泡脚。运动时尽量保持心情轻松愉悦，可边运动，边听音乐，或者哼哼歌曲。

合理饮食和运动等，使得孕妇能保持大便、小便、汗腺畅通，这点非常重要。

本能孕育知识要求孕妇改变错误的认知，做到"观念通"。比如早孕反应若超过一个月，不应将其看成正常的生理现象，而应该知道，早孕反应是孕妇自己身体出现障碍造成的，并非每个孕妇都会出现的生理现象。实践中可用"三通"理念，用吃、动、排的方法，快速解决早孕反应的症状。

"观念通"，是要求孕妇知道，其身体生病是以"内因为主，外因为辅"的，是自身中毒。懂得了自身中毒的原理之后，孕妇就知道怎么去用吃、动、排平衡去疏通障碍，去维护好自己的身体，这样的话，早孕反应的症状就很容易消失。

我们讲了吃、动、排平衡，还要介绍一个很重要的概念——意念能。孕妇要有一个非常好的意念。如何培养孕妇良好的意念能呢？就是要使得孕妇保持愉悦的心情，在孕期可多听快乐的音乐，多唱歌，多阅读一些传播善知善念的文章，以培养善知善念和高尚的品德，多思考如何让这个世界充满爱等，又比如，孕妇要积极思考人生，学习育儿知识，培养自己的辨别是非的能力等。

如果孩子感冒、发烧了怎么办？如果你自己发烧了怎么办？如果得流感了怎么办？如果感染了新冠肺炎怎么办？答案是要多学习，要做到心中有数，遇事不慌，即便是感染了病毒也不怕，因为你自己知道怎么去保护自己，有能力去让自己快速痊愈。

特别是要学习育儿知识，这些知识同时也有利于孕妇/乳母保护自己，帮其自己获得健康。孩子尽量采用母乳喂养。

大多数人认为饮食是为了满足自己的口味。若饮食满足我的口味，我就喜欢吃。通常，喜欢吃就会多吃，不喜欢吃就会少吃，或不吃。建议大家运用好吃、动、排平衡，即如果我们多吃了，就要多运动，把身体垃圾在最短的时间内排出来，不受到自身中毒的伤害就没有问题。过则为灾，当我们做不到多吃就多运动时，就不能贪吃美食，运动得少则少吃。

我们用九大健康参数来衡量客户是不是做到了吃、动、排的平衡。若吃、动、排能达到平衡，九大健康参数能够达到平衡，则可以保持身体健康。如果我们哪天多吃了一些，就要多做运动，使得我们的身体每天能够把产生的垃圾彻底排异出去，我们就可以维持好身体健康。

关于身体健康，最重要的是维持身体内环境的清洁、干净，不管是孕前，还是孕中，我们关注的核心是血液健康。确保我们的身体内环境清洁、干净和血液健康的方法就是做到身体的全面"三通"，做好吃、动、排平衡，维护好身体九大健康参数的平衡。血液健康了，我们的营养就加强了。营养物质要通过血液输送，血液健康干净了，身体的各项功能就正常，吃进来的营养物质就可以被充分消化、吸收、利用，身体代谢的各种废物可被及时排出体外，身体的各个组织器官更容易得到营养物质的滋养，身体功能就更容易恢复和提升。

为了更好地维护九大健康参数的平衡，笔者建议选择好消化和易吸收的食物，而不是大补、特补。从我们既往的案例来看，不管是孕前，还是孕期，本能系统医学的功能性药食同源的食物就是非常好的一个选择。它既有功能，又是药食同源之品；既包括我们日常吃的米面蔬果等营养物质，又有功能性，比如，有的是补血之品，有的是补气之品。用它可以帮助我们比较容易地达到九大健康参数的平衡，帮助达到吃、动、排的平衡，以及更容易做到全面"三通"。

《黄帝内经》谈到养生时，强调要"食饮有节"，就是说进食要有节制。即使是特别好吃的东西，我也不多吃，而没那么好吃的，为了摄取足够的能量，我也不少吃。若能维持动态平衡的健康状态，孕期就能非常舒服地度过，保持好身体的健康平衡，就可以顺利地孕育出健康的宝宝。

（三）叶酸、钙片、维生素、孕妇奶粉要不要吃？

孕妇怀孕前有亚健康，怀孕时做了检查，发现营养不良，叶酸不足，缺钙，维生素少，该怎么办？

一般来说，身体健康的人不需要额外补充叶酸、钙片、维生素、孕妇奶粉。如果做到吃、动、排平衡，身体内环境清洁、干净，血液健康，身体健康，那么身体通过日常食物的消化、吸收，有足够的叶酸、钙、维生素和各种其他营养物质可被利用，以满足孕妇和胎儿健康成长的需求。

中医讲"急则治其标，缓则治其本"，我们采取标本兼治的方法把不良后果降到最小。胎儿生长发育之时，要帮助孕妇快速提升吸收能力。要帮助孕妇有足够能力去吸收叶酸、钙和维生素需要一段时间，此时可补充一些相应的营养物质，叫"急则治其标"，以不出现不良后果为目的，别让胎儿发育的时候缺少叶酸、钙、维生素等。

孕妇在补充营养素的同时，让自己健康起来，叫"缓则治其本"，做到标本兼治。孕妇需要做到吃、动、排的平衡和全面"三通"，保持身体内环境的清洁、干净，维护九大健康参数的平衡，让其身体逐渐恢复正常吸收各种营养素的能力。

我们强调的是养生，孕前把养生做好，维持好吃、动、排的平衡和全面"三通"，维护九大健康参数的平衡，这时身体内环境清洁、干净，血液健康，就不需要补充叶酸、钙片、维生素和孕妇奶粉。因为孕妇身体健康，所以孕妇吃日常的食物就可以，建议吃易消化、易吸收的食物，以素食为主，会使得孕妇更容易达到

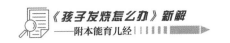
"三通"状态，最好采用功能性的药食同源的食物，以确保身体的健康平衡，因而也就能确保胎儿的健康。

我们关注的不是怎么进补，而是如何保持好身体内环境的清洁、干净和血液健康，达到健康平衡，让我们的身体有能力吸收日常食物中的叶酸、钙、维生素和其他各种营养物质，这是最好的加强营养和优生优育的方法。

（四）激素水平和羊水量不达标会影响胎儿吗？

激素水平和羊水量不达标会影响胎儿的生长发育，甚至有流产的风险。一旦出现这种问题，我们要去寻找根源。一般来说，如果孕妇怀孕前有亚健康和慢性病，身体本能不足，就容易出现激素分泌不正常和羊水不达标。

应对上述问题，我们需要应用系统思维：如果孕妇有亚健康问题，我们就从根本上去解决其亚健康的问题；如果孕妇有慢性病，我们就从根本上去解决其慢性病的问题，这叫"治病求其本"。最好是采用"标本兼治"的方法，我们一方面在有限的时间内，通过调理亚健康和慢性病，用药食同源的食物顺势利导地帮助孕妇身体。如果能够快速缓解孕妇亚健康症状和（或）慢性病症状，如果可以在短时间内帮助孕妇身体恢复自主分泌激素的能力，则是最理想的状况。

解决问题，要从整体来看，标本兼顾。我们是要看在短时间之内对孕妇身体有什么样的影响，通过营养的干预，通过吃、动、排平衡，通过对九大健康参数的干预，是不是能够比较快地影响孕妇自身激素的分泌和羊水的增加。如果可以达到上述效果，就没必要给孕妇用激素了，因其自身分泌激素的能力恢复了。要明白为什么孕妇身体激素分泌不足。如果激素分泌不足诱因不明，那我们只能去选择直接补激素了。补激素的同时，我们继续做好养生；如果其诱因明确，就是因为亚健康和慢性病造成了其分泌能力不足，我们去解决其亚健康和慢性病问题，激素分泌不足的问题自然就解决了。

我们首先需要给孕妇建立健康档案，了解详细的身体健康状况，有多少亚健康症状？有没有慢性病？怀孕前有没有月经不调？有没有子宫肌瘤、囊肿、息肉？有没有糖尿病？有没有脂肪肝？方方面面的情况，都要了解清楚，把健康信息调查表上的信息都弄清楚。知道孕妇的健康状态之后，再制定详细的健康干预方案，通过改变饮食，开放身体，做好健康日记，帮助孕妇达到吃、动、排平衡，用九大健康参数来验证她的亚健康和慢性病的发展趋势，看其趋势是不是越来越好。在孕妇健康状况越来越好的同时，再让她去做一个激素的检测，观察其身体激素水平是不是在改善。如果改善了，就继续坚持，结果可想而知。

解决孕妇激素水平和羊水量不达标的问题，避免流产的风险，母体的健康是关键。围绕着如何让母体健康来做文章，把孕妇的健康管理好是最正确的选择。

（五）孕期病毒感染会影响宝宝吗？

很多人有"是药三分毒"的观念，孕期感染病毒了，怕药物有副作用，伤到胎儿，很多人不敢用化学药物，甚至不敢去看中医、用中药，完全靠自己熬过整个病程。其实用顺势利导的方法帮助孕妇身体提升能力，帮助其身体完成自主排异，对孕妇自己和胎儿的健康就不会有不良影响。不作为或采用对抗的方法容易造成失治、误治，不利于孕妇自身和胎儿的健康。

通过这次新冠疫情，我们看到了我们中国人的智慧：我们用整体观念来看待问题，用顺势利导的方法去处理问题，不是去杀死病毒，而是把病毒排异出体外，于是我们胜利了。我们的生活常识中就包含着这样的智慧。如果人们感冒、发烧不舒服，一般喝点儿生姜红糖水，多喝点热水，多穿件衣服，盖被子，保持持续微微有汗几个小时，一般的小感冒通过上述方法就可以痊愈，而不需要去检测它到底是病毒感染还是细菌感染。

如果孕妇已经感染了病毒，我们要防止其病情的恶化，帮助孕妇身体快速健康。如果孕妇没有感染病毒，宜采取措施预防它。孕期的病毒感染和平时的病毒感染是基于同样的道理。因此不管是什么时期，也不管是什么病毒，我们的方法都适用。

笔者曾经讲过如何防疫和解决病毒的问题，发表在"今日头条"的大师专访栏目。笔者提了三条：喝茶、泡脚和换食。

首先是喝茶，建议喝大海银花杞菊茶，后者是我的组方，配方是药食同源的食物。喝这茶可以帮助我们开放身体，通过喝茶做到大便、小便、汗腺畅通，帮助身体打开排异的通路，我们身体排毒、排垃圾的能力就强大了。

第二条是泡脚，用当归玫瑰足浴粉泡脚，泡到全身微汗。多喝水，保持全身微汗，保持小便通畅。喝茶配合泡脚，帮助我们开放身体，做到身体的排异通路完全通透，保持大便、小便、汗腺畅通，排出身体的病理物质，排出我们身体里的宿食、宿便、废物，包括病毒，可以通过这种方式完成排异。

第三条是换食，换食是最重要的，换掉伤你的食物，吃上帮你的食物。不管是孕妇，还是普通人，感冒了或被病毒感染了，都可以通过换食的方法帮助身体解决健康问题。在发高烧的时候，只喝液体的能量水，比如喝蜂蜜水、糖水、枸杞水，百合、薏苡仁、莲子、山药煮一煮，只喝上面的清汤。这些是既有营养又易消化的食物。我们用液体的食物化解体内有形的垃圾，通过大便、小便和汗腺排异出体内的垃圾、病理物质。

感冒发烧和感染病毒的根源在于自身中毒，在于我们身体肠道里的宿食、宿便、废物发酵产生的毒素，这些毒素通过血液循环进入组织脏器甚至身体的每个细胞，使我们全身中毒，发高烧是身体本能要加强代谢以全力排毒。这时用换食的方法，不再吃伤我们身体的食物，换上能帮我们身体提升能力以进行自主排异的食物。有形的食物进入肠道会给身体带来负担，肠道内的宿食、宿便、废物还没有排干净，新的食物又进去发酵产生毒素，不利于我们的身体快速排异，我们痊愈得就比较慢。我们用"只给帮助，不给伤害"的方法帮助身体提升能力以排除病理物质、细菌、毒素，用药食同源的功能性食物帮助自身提升能力以快速解决问题。

生病了不处理、硬扛，容易造成延误病机，让病情加重，中医把这种情况叫作失治。很多人由于无知而束手无策，给自己造成伤害。

我们要做个明白人。一个人生病了，该怎么办？发烧了、感冒了、病毒感染了，又该怎么办？笔者的祖父郭生白先生做过一个系列讲座《孩子发烧父母怎么办？老人发烧儿女怎么办？》，把这个真正学会，也就知道怎么处理上述问题了。

在这些内容的基础上，我们发现了各种方法背后的生命本能规律和更简便的方法，普通人也可以很快掌握这些规律和方法。我们要充分认知自己的本能，好好地利用我们自己的本能，用"只给帮助，不给伤害"的方法快速实现身体的"三通"，快速把身体的宿食、宿便、垃圾、病毒，通过大便、小便、汗腺，从我们身体中排异干净，从而快速自愈。若是孕妇，则能确保母体和胎儿的健康。

学习需要触类旁通，知道了孕妇感染病毒后怎么处理，我们任何一个人都应该这样处理。这样的处理方式没有伤害，并且恢复得最快，甚至一夜之间就可以热退身和，恢复健康，我们何乐而不为呢？学会正确处理病毒感染，不再束手无策，当大家都学会了正确对待自己的健康问题时，我们离全民健康就不远了。

（六）孕期常见问题

孕妇在孕期出现贫血、高血压、高血糖、甲状腺异常等症状，和摄入食物过多造成营养过剩，进而引发自身中毒密切相关。笔者认为当我们的中医和西医完全明白了疾病的根源是"以内因为主、外因为辅形成的自身中毒"时，就没有中西医的分别了，只有一个医，就是养生的医——治未病的"大医"。

1. 孕期贫血

贫血的原因是吃的食物过多，造成了营养过剩，长期营养过剩给身体带来沉重的负担，导致身体对营养物质的消化、吸收、利用能力发生障碍，引发营养不良，严重的营养不良导致贫血。

营养过剩反而导致营养不良，可能很多人理解不了。如果摄入的食物过多，大部分营养物质不能被孕妇消化、吸收、利用，在孕妇体内形成大量的宿食、宿便、废物。这些废物发酵会产生很多毒素，这些毒素通过肠道吸收进入血液循环，进入组织脏器，进入身体的每一个细胞，就造成了自身中毒。长期的自身中毒就可能造成身体合成血细胞的功能发生障碍，导致贫血。

明白了孕妇贫血的原因，我们就有了帮助她自愈的方法——帮助其清理体内的毒素。生命本能有自主排异的能力，由于长期营养过剩，导致自主排异本能长期超负荷运转而出现了障碍。这时要吃一些好消化、易吸收的食物，既要满足身体的需要，还不能再给身体造成额外的负担，千万不能过量。配方合理的药食同源食物是一个比较好的选择。

孕育胎儿需要孕妇每天摄入一定量的营养物质，确保每天摄入的营养满足孕妇的身体需求。若营养物质摄入过多反而会给孕妇身体造成额外的负担，严重时会导致贫血和其他各种亚健康症状。我们选择好消化、易吸收、配方合理的药食同源的功能性食物，确保孕妇的营养摄入量，确保每天食物的摄入量约等于孕妇的需求量。我们强调不可过量，多则为灾，过量摄入食物会形成自身中毒，进而贫血。我们可以帮助孕妇做好吃饭、运动、排便的平衡，做好身体内环境全面的"三通"，用最短的时间帮助孕妇实现贫血的自愈和身体的健康。孕妇的身体健康了，其胎儿的生长发育就不用发愁了。

胎儿在母体内发育需要母体健康的血液提供营养物质，孕母的血液健康可以帮助胎儿良好地生长发育。如果孕母发生贫血，导致不能维持自身健康的生存状态，她怎么能够濡养好胎儿呢？我们一定要重视：不是发现孕母贫血了，盲目地让其去吃补血的食物和药物，而是帮助孕母身体快速恢复其正常造血的能力。

2. 孕期高血压

血压是生命的智慧，是维系生命健康的保护者，不能去打压它，不能去降压。只要我们快速地实现身体的全面"三通"，大便、小便、汗腺畅通，真正认识到我们每天需要多少营养物质，摄入足够量就行了，不能超出身体的需要。每天需要多少，就摄入多少，不能多。若实现了全面"三通"，人体的血压就会快速稳定，高血压变成血压不高了。这是生命的智慧，因为血压不需要加压了。身体中的毒素都排掉了，不需要加压，就能满足身体需要了。智慧的生命本能通过自主调节，血压

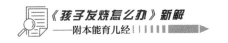

会快速稳定。

举个例子，在北方如何养一条热带鱼呢？答案是，需要有恒温装置，不管外界环境是春夏秋冬，这个装置要维持养鱼容器中水温的恒定，只有这样，这条热带鱼才能很好地生存。人是恒温动物，我们如何能够很好地生存呢？我们的身体和那条需要恒温的热带鱼是一个道理。身体需要全面的"三通"，才能保证我们有非常好的健康状态。不管外界春夏秋冬，我们只管维系好自身内环境的清洁、干净。

生命是复杂的，不单是一个温度的问题，还要有开放的能力。保持身体的通透状态，保持吃、动、排的平衡，这就是《本能论》上讲的"升降出入，内外开放"。血压是身体自主调节的装置，这个均势平衡很大程度上来源于血压。我们的身体需要维系内环境的稳定，血压就不能是恒定的，天气寒冷时我们的衣服穿得少了，身体自主调节能力会使血压升高。身体需要加压的时候，血压会升高；需要减压的时候，血压会降低，生命本能会维系好我们身体需要的动态平衡。血压高了，是因为身体需要那么高。血压异常高了，我们一定要想一想到底为什么血压会异常高呢？而不是单纯去降压。

基于"三通"原理，血压高时，身体的通透性是不是不够了呢？血压升高是为了维护身体的通透性，让身体各组织器官都可以得到血液的濡养。如果是肠道里面毒素多，宿食、宿便堵了，垃圾出不去，于是血压就升高了。我们利用这个高压，顺势利导地帮助身体一把，把宿食、宿便排出去，之后血压自然就稳定了。

面对高血压的时候，我们要改变观念。当我们的观念通了，知道血压是我们身体的守护者，身体需要血压高的时候，它会升高，不需要血压高的时候，它会降低，血压的变化是为了维系身体保持良好的状态。我们知道，高血压不是病，高血压是生命的智慧。

血压是维系生命最佳状态的守护者，它会根据外界环境的变化而升降，会根据身体内环境的变化而升降。变化是为了维系生命健康。它是生命健康的守护者，不能去打压它，我们需要顺势利导地帮助生命本能。

3. 孕期高血糖

有些孕妇在怀孕后生怕胎儿营养不够，使劲吃，使劲补。身体每天只需要一定的营养，吃太多食物和补品，会超出身体消化、吸收、利用的能力和自主调节能力，对身体来说，不是营养加强了，而是负担加重了，身体长期超负荷运转就有可能出现高血糖的表现。

高血糖出现时，我们要明确根源是"内因为主，外因为辅"的营养过剩和自身中毒。笔者调理过很多孕期高血糖的用户，总结成功经验后有了这个认识，于是笔者完善了孕期高血糖的自愈方法。现在笔者用换食的方法帮助孕妇恢复健康，兼顾孕期高血糖的恢复和胎儿的营养。既确保孕妇的营养供应，还减轻其身体消化、吸收、利用的负担，孕妇的身体需要"减负增效"。宜吃一些好消化、易吸收的食物，且不能过量。孕妇一天需要多少营养，我们就给她多少，以确保胎儿的生长发育。

胎儿生长发育需要蛋白质，因此我们需要给孕妇供应含蛋白质的食物，建议给孕妇提供"只给帮助、不给伤害"的药食同源的食物，而且不能过量，每天需要多少就只能进食多少，不要贪图美食。美味可以吃，但是须节制，只吃身体需要的那一点，绝对不能过量。

这个量不是通过计算食物含多少能量和营养素来作为标准的，而是以身体的能力为参考，以身体的全面"三通"作为参考。如果可以保持大便、小便、汗腺畅通，身体的所有垃圾毒素以最短的时间代谢掉，就是进食不过量。这样我们的肠道、血液、组织液、细胞，身体各个组织、各个脏器里面，有形的、无形的垃圾、毒素、废物都可以及时排异掉，身体内环境越来越清洁、干净。

当孕妇身体内环境的清洁、干净做到极致之后，孕期血糖就会正常。把饮食管好了，把"吃、动、排平衡"做好了，孕期高血糖的自愈是比较快的。我们观察到的案例，在一个月，甚至一两周之内解决孕期高血糖的问题是完全可行的。

4. 孕期甲状腺功能异常

孕期甲状腺功能异常的诱因和高血糖、高血压、贫血等诱因是相同的，都是"内因为主，外因为辅"，营养过剩，自身中毒，疾病的根源是一个。去掉诱因是自愈的关键。

我们知道营养过剩了，就需要改变饮食习惯，用功能性的食物或药食同源的食物去替代原有的食物，保持大便、小便、汗腺畅通，帮助身体及时代谢掉积累的毒素、废物。当身体内环境清洁、干净了，并且这个清洁、干净的状态和健康的吃、动、排的平衡能够持续保持下来，那么亚健康症状和身体的感受也就好转了，再去检测甲状腺功能，一般来说，检查结果都会有好的变化。

甲状腺功能的指标为什么会出现快速平衡呢？有的指标为什么又高起来了？是我们的健康水平下降了吗？综合地去看这些问题，我们就知道了，甲状腺功能的异常是生命本能在修复健康的过程中的一种表现。在身体整体状态变好的同时，这个异常的高或低有可能是为了更好、更快地恢复健康。激素的分泌由生命本能的智慧来调节，需要其高的时候，它就会高。如果身体垃圾废物特别多，必须把细胞、组织液里面的垃圾废物通过血液尽快代谢出去，这时某些检查指标有可能会异常。

我们需要综合身体的各方面表现来判断指标异常的原因。一方面，有可能因为身体垃圾毒素越来越多，身体状态越来越差，甲状腺功能指标高了，这是不好的表现；另一方面是身体整体的健康越来越好，感受越来越好，这时候身体的组织器官、组织液，甚至每一个细胞通过代谢排异，促使存在于内部的毒素通过血液排出体外，这时通过血液检测的一些指标就可能会异常。

懂得这个道理后，我们就学会了用整体思维和系统观念分析问题，用综合表现评价身体的健康趋势。当我们真正明白了检测指标只有放在生命中去分析才能发挥它的作用时，我们对于检测报告的解读就会更加深入和全面。

5. 牙病风险

一些育儿资料提到备孕期和孕期要注意口腔保健，因为有些研究数据显示：牙周疾病可能会导致早产和低体重出生儿。有龋齿、牙龈炎、牙周炎等细菌感染类问题的孕妇，早产的概率可能会提高 7 倍，牙龈疾病会增加孕妇先兆子痫的风险。有牙龈疾病的孕妇，孕期激素的变化容易诱发妊娠期牙龈炎。黄体酮和雌激素水平增高后可能导致牙龈对牙齿膜内的细菌刺激产生不同于平时的反应，出现肿胀、出血和疼痛等症状。通俗地讲，就是有牙病隐患的妇女孕期更容易犯牙病，有牙病的孕妇更容易发生早产现象。

牙周炎和牙龈炎是本能系统医学健康调查档案的一项。我们一直强调从局部看整体，再从整体看局部，综合分析局部的问题到底是怎么回事。牙龈炎和牙周炎等牙病根源在哪里呢？

我们来看一下，一般牙龈炎时牙龈出的血颜色很深，血都有臭味。我们要找到炎症的根源，实际上是因为我们身体内垃圾毒素太多了，肠道里有很多宿食、宿便不能及时地排出体外，肠道不只是把营养物质吸收了，还把粪便里的毒素也吸收了一部分，通过血液循环到了牙龈，这里的血管特别丰富又比较脆弱，身体就从这里找到一个出口排毒。

怎样解决牙周炎和牙龈炎的问题呢？首先是做好口腔保洁，有垃圾要及时处理掉，这是非常正确的方式。牙病的根源在于自身中毒，在于血液不干净，那些垃圾随着血液循环到了丰富又脆弱的牙龈毛细血管，牙龈就充血了。

解决牙龈充血的根本方法是排毒。我们提出"三通"，大便、小便、汗腺畅通，再加上管住嘴巴。如果每天能够把身体的垃圾都排干净，当我们睡觉时肠道里没有垃圾，血液很干净，就不会得牙病。牙病是我们身体垃圾毒素过多产生的一种局部排异现象。

这种排异不是正常的方式。正常的方式是通过大便、小便和汗腺往外排。因为身体垃圾毒素太多，通过正常的方式不能很干净地把垃圾排出来，堵在身体里面了，生命本能就找了一个血管丰富的地方代谢出一些毒素，牙龈出血就是一种表现。我们做到了身体内环境的清洁、干净，牙病就不会犯了。

牙病其实不是病，而是身体异常的排异现象。要解决异常排异现象，就是帮其通过正常的方式及时排异。若身体不带毒了，也就不需要通过异常的方式排异了，也就没有牙病了。我们从根源上解决问题，就没有牙病风险了。没有牙病，哪来风险呢？本来就不是牙病，是我们不健康的饮食方式和生活习惯造成了身体内垃圾毒素积累过多，不能及时排出来，生命本能就会通过让牙龈肿胀出血的方式排异，表现出来就是牙病。

（七）如何舒适地度过孕期?

做好养生，保持身体健康，就可以在舒适中度过孕期。我们可以帮助大家学会"内视自我悟本能"，健康日记就是学会"内视自我"的一个工具，通过记录健康日记，调整自己的生活习惯和饮食习惯，观察身体的变化，保持好吃、动、排的平衡，维护九大健康参数平衡，身体就不会有任何不舒服。若孕妇身体达到极致"三通"和九大健康参数平衡，就能确保自己在健康舒适的状态中度过孕期。

我们要正确解决孕期的常见问题，就需要知道身体为什么会出现这些表现。有一句话叫"外观万物得天道，内视自我悟本能"。孕妇要学会"内视自我"的能力，知道为什么会有这些现象发生，观念通了，再加上做好养生，就能帮助孕妇自己在孕期很舒适地度过。

1. 尿频

孕妇出现尿频的现象，有的人说是早孕的正常反应，有的人去做了尿常规的检测，医生说是尿路感染，还有的人检查结果显示有尿蛋白以及尿红细胞、白细胞。

当我们给孕妇做一个详细的健康信息调查，就能发现问题在哪里。每天吃什么？运动量是多少？排便是否畅通？吃饭、运动、排便有没有达到平衡？有没有其他的亚健康表现？一般来说，吃饭、运动、排便不平衡才出现尿频，不只是尿频，还会有其他的一些亚健康表现。

出现了问题怎么办呢？孕期出现尿频，绝大多数人不是因为身体功能衰退而出现的，而是身体进补太多，身体急需把垃圾毒素排出体外，小便是身体排异的一个重要通路，泌尿系统的功能受到垃圾毒素的影响，长期超负荷运转，因而出现了尿频。

真正解决问题的方法是从源头上把该排出体外的垃圾毒素及时排出去，做到全面"三通"，解决吃、动、排平衡的问题。每天吃的东西通过运动能够当天把食物残渣和垃圾毒素排干净，泌尿系统有了休养生息的机会和环境，不需要超负荷运转了，泌尿系统的功能也就正常了，尿频自然好了，尿路感染自然好了。尿频不是早孕反应的正常生理现象，而是身体内环境有障碍的一种表现。有了正确的观念，保持身体极致三通，问题就自然解决了。

2. 便秘

有些人认为，出现便秘是孕期的正常生理反应，这就要谈到吃、动、排平衡的原则。有便秘现象，说明排得不顺畅，吃、运动和排异不平衡了。我们通过内视自我认识到，便秘是身体出现了障碍，排异的通路不畅通了。排异不畅通，说明我们的饮食存在问题，运动也存在问题。

孕妇身体出现了障碍，我们要反思问题出在哪里，孕妇是不是在孕期大量进补了？肉、蛋、奶、河鱼、海鲜都在吃，加强了营养，然而忽视了身体的代谢能力，身体超负荷了，消化系统长时间超负荷运转，胃肠能力下降了，所以才出现便秘。如今孕妇在孕期大量进补成了普遍现象，孕期便秘也成了普遍现象，已经普遍到把问题当成正常的生理反应了。

我们吃进来的东西经过消化、吸收、利用，食物残渣和代谢产生的废物需要及时排出去，才不会对身体造成损害。中医有句话叫"损谷养胃"，吃的东西是不是好消化？是不是好吸收？是不是过量了？吃好消化的东西并且不过量，才能减轻肠胃负担，让肠胃有时间休息，消化、吸收能力才有机会恢复。吸收好才能更好地给身体提供营养和能量。

如果吃好消化、易吸收的食物，加上运动，还不能很好地排便，就需要吃功能性食物，"只给帮助，不给伤害"的食物，吃能够促进代谢、促进分泌、促进循环的营养物质，帮助身体做到吃、动、排的平衡。持续保持吃、动、排的平衡，我们的胃肠有运动、有休息，消化系统的能力很快就能恢复，消化能力提升了，便秘自然也就解决了。孕妇若出现了便秘现象，可以仔细观察和体会自身，身体上还会伴随一些其他的亚健康症状。孕妇一旦保持好吃、动、排的平衡，把便秘解决了，再观察自己的身体，会发现很多问题都消失了。

孕妇保持排便顺畅的关键在于吃和动。健康日记是一个很好的辅助工具，可以帮助孕妇记录健康参数的变化，有利于孕妇学会"内视自我"。孕妇做好健康日记，每天记录九大健康参数，体会自身变化，有助于孕妇更快地了解自己的生命本能，达到吃饭、运动和排异的平衡。

阻止我们走向健康的最大障碍是观念不通，便秘之后产生了自身中毒，大便拉不出来，垃圾毒素通过肠道吸收到血液，再由血液循环输送到身体的各个组织脏器和每个细胞，引发全身中毒，就会产生诸多不舒服。孕妇早孕反应有很多症状，原因就在于其自身中毒。若孕妇观念通了，及时解决其自身中毒的问题，所有的症状没有了源头，自然也就消失了，这就是本能系统医学的系统效应。

3. 痔疮

有人说："十人九痔，孕期有痔疮是正常现象。"这是把错误当成了常识。痔疮是一种异常的排异现象，身体通过痔疮排毒。

为什么会出现这种异常现象呢？本来体内的这些毒是要通过大便、小便、汗腺等正常通路排出去的，但因正常通路不畅通，毒素就在身体局部积累，通过痔疮出血、出脓排出来。生命本能不惜溃破、化脓、出血也要排异，通过排异来保护自己。这些毒素若不排出体外，会造成更大的危害。

把身体异常排异的道理弄清楚了，就是观念通。我们要帮助身体通过正常的通路排异，大便、小便、汗腺，完全畅通了，通透了，达到极致了，长期保持，痔疮就可以彻底痊愈。当身体把垃圾毒素通过正常渠道排异干净了，就不需要异常排异了，生命本能的自我修复能力就可以充分发挥，痔疮可以自己愈合。关键还是要观念通，若观念不通，问题就难以解决。一旦观念通了，痔疮就不是病，而只是身体的一条异常排毒通路。

一个人若有痔疮，自己要去感受一下痔疮什么时候重，什么时候轻，并做好记录。很多人熬夜了，生气了，暴饮暴食了，痔疮就重。但只要睡得好，吃得清淡，痔疮就不犯。这是因为身体毒素少的时候就不需要异常排异。通过大便、小便、汗腺，就能把身体每天产生的垃圾毒素都排异干净，若能长期保持，痔疮就可以完全康复。

4. 水肿

孕期水肿是孕妇新陈代谢有障碍了，通过皮肤水肿局部排毒，是身体的一种异常排异。在水肿的地方艾灸，会出来很多垃圾物质，孕妇会感觉轻松，因此孕期水肿是一种异常排异。

为什么孕妇会水肿呢？我们要帮她做一个详细的健康调查，她的大便、小便和汗腺是不是畅通？是不是在孕期吃得太多、太好？补太过了？有没有注意吃、动、排平衡？一旦管好了吃、动、排平衡，获得了九大健康参数，再看其水肿，已经消失了。

如果把孕期水肿当成正常的生理现象，孕妇从心理上接受了，就会受折磨了。若认识到它是异常的排毒现象，是代谢出现障碍了才出现水肿，就简单了。获得九大健康参数，做好吃、动、排平衡，自主调节本能恢复了，代谢障碍就消失了，于是水肿也就康复了。

5. 腰酸背痛腿抽筋

中医讲"通则不痛，痛则不通"，腰酸、背痛是身体有障碍了，身体的内环境不畅通。血液是供氧、供能以及代谢废物的，腰酸背痛是腰部和背部的循环不能很好地代谢废物，血液又不能很好地输送营养物质供给局部细胞、神经、组织，造成了壅塞，这时候就出现了腰酸背痛。

腿抽筋是筋脉失去了濡养，没有足够多的营养物质供应筋脉。血液给身体输送营养，又带走身体的废物。当血黏度高了，血脂高了，内环境差了，血液既不能很好地供氧、供能，又不能很好地带走废物，能量供应不上，废物代谢不了，神经感知就容易出现问题，于是就出现腿抽筋。

做好吃饭、运动和排异的平衡，饮食清淡，让身体有能力去消化、吸收和代谢。建议吃功能性食物，给身体带来足够营养，帮助身体开放汗腺、小便、大便，促进代谢、吸收、分泌、循环。当我们帮孕妇把其身体的微循环改善了，血液能够很好地供氧、供能和代谢废物的时候，腰酸、腰痛就自然消失了。

把握好"三通"原则，达到全面"三通"，做好孕妇健康日记，使孕妇获得九大健康参数。在孕妇获得九大健康参数的过程中，她的腰酸、腰痛就消失了。

（八）顺产还是剖宫产？

顺产能保证产妇和婴儿更健康，这是很多人的经验。剖宫产容易出现两败俱伤的局面，在妈妈肚子上来一刀，既不美观，又造成伤害。等其生第二个宝宝的时候，又添新伤。从孕妇肚子里取出来的婴儿没有经历过自然出生该有的过程，会有一些先天不足。虽然只是那么一刀，影响却是多方面的。笔者的观点是能顺产就顺产，万不得已时再做剖宫产。剖宫产是为了保证母子平安的，而不是说随随便便就进行剖宫产。

现在剖宫产的比率太高了，笔者认为，导致这种现象，不排除人为因素，有的是家人怕孕妇顺产太痛苦，有的是孕妇感觉顺产太痛苦，有的是医生说剖宫产肯定能保母子平安。如果医生判断能够顺产就顺产，实在不行，再不生下来要出危险了，比如孩子脚朝外，或者横着，已经不可改变了，确定是难产的，为了母子平安，万不得已才选择剖宫产。恪守如下原则：能顺产就顺产，万不得已才做剖宫产。

（九）产后抑郁高发，该做哪些预防工作呢？

为什么现在产后抑郁高发呢？产妇怀孕前的健康存在问题是主要原因。了解了这一点，做好孕前准备和孕期保健，获得本能健康育儿资格。若准备怀孕者没有获得相应的知识和应有的健康，没得到孕前准生资格，就会种下产后抑郁的因。产妇孕前和孕期的身体的健康问题是产后抑郁高发的主要原因。

有些产妇虽然把孩子生下来了，但是她对如何喂养刚生下来的宝宝一无所知。宝宝一哭，产妇就不知道如何是好了。到底怎么去照顾孩子呢？孩子晚上总烦躁，总不睡觉，或者说总睡不安稳，到底是怎么回事呢？产妇会担心能否将孩子喂养好。如何去照料这么小的一个宝宝？产妇一无所知、身心疲惫、心情焦虑、压力山大。原因在于：一方面，产妇孕前身体不够健康，另一方面，产妇没有接受孕前教育，没有学习相关的育儿知识，没有足够的能力去孕育健康宝宝。

孕妇或产妇身体不够健康则表现为自身中毒。很多家庭有个不健康的观念：不管是孕期还是产后，给孕妇或产妇大量进补，过量摄入高蛋白质、高营养的食物。一旦摄入了大量营养物质，远远超出了身体需要，则给孕妇或产妇身体带来巨大的负担，造成自身中毒。

若要预防产后抑郁，首先要做好孕前准备，做到夫妻双方没有亚健康，各种检测指标完全正常，获得我们本能系统医学的准生资格，就没问题了。孕前好好学习育儿知识，拟怀孕者则拥有孕育胎儿的能力，等孩子生下来，则拥有养育宝宝的能力。

可以学习《本能论新解》，懂得人生病最主要、最关键的因是什么，也就是笔者讲的疾病根源论。到底是因为病毒、细菌侵入我们身体伤了我们，还是风寒暑湿燥火"六淫"把我们伤了，还是最重要的根源在于自身中毒。若没有自身中毒，没有身体差的状态，病毒、细菌怎么会到你的身上来呢？

预防产后抑郁，要做到有备无患。在孕育宝宝之前，拥有喂养宝宝、帮助宝宝健康成长的能力，拥有健康育儿的能力再去孕育宝宝，还会不会有产后抑郁呢？宝妈看到宝宝顺利健康成长，只会是满心欢喜。

得了产后抑郁症该怎么办呢？我们知道了诱因，去除诱因是关键。实现身体全面"三通"，让身体内环境快速恢复清洁、干净，从根源上解决问题。产后抑郁的宝妈一定要尽快学习育儿知识，可以多读《本能论新解》，把《本能论新解》里面的知识点弄明白，懂得如何育儿和如何保护自己，让自己快速恢复到健康的水平。当身体内环境清洁、干净了，没有任何亚健康时，抑郁也就消失了。特别是有了健康育儿的知识，就不会去焦虑如何喂养孩子的问题。宝妈自己会了，得心应手，很轻松就能把孩子喂养得很健康。

身体内环境清洁、干净，拥有非常完善的育儿能力，不仅能预防产后抑郁，即使万一得了产后抑郁症，也可以自愈。以不变应万变的方法，就是说以自己为本，让自己身体内环境清洁、干净，把自己的健康管理好，认识到管理孩子的健康和管理自己的健康是一样的。身体内环境干净了，抑郁也就消失了。

把如何预防产后抑郁看成是孕前准备的必要功课，孕前准备做好了，就不会有产后抑郁症这种现象了。

三 茁壮成长

（一）婴儿出生时要不要清肠胃？

婴儿出生后，及时排胎便和清肠胃，对婴儿健康成长会比较好。怀孕 20 周以上时，胎儿肠道中就有分泌的代谢产物，胎儿在母体里面要生长二百八十天，这时候他的肠道里面会有很多毒素、很多肠屎，也叫胎便，越临近预产期，胎便量就越多。出生后如果不能及时帮新生儿把胎便排出来，胎便中的毒素会被身体吸收，对婴儿的健康产生比较大的影响。

大部分新生儿出生时没有及时排出胎便，没有很好地排清肠毒，就会出现"变蒸"，也就是生长热。如果及时排出了胎便，对新生儿黄疸也会有很好的预防作用。

我们可以用一些简单易行的方法来帮助新生儿尽快排出、排净胎便，胎便中的毒素不被身体吸收，不至于因胎便给婴儿健康成长带来不良的影响。

郭生白先生在公益讲座授课时，提到过用"三黄泻心汤"帮新生儿排胎便。通过详细了解孩子身体的各种信息，精细调整每次的用量和次数，可以达到非常好的效果。但是用三黄泻心汤排胎便，若掌握不好的话，会给身体带来伤害。药量不够的话，胎便不能完全排出；用药过量的话，会伤害婴儿脆弱的消化系统。用到什么程度，既可以把胎便及时排干净，又把伤害降到最低，这是很难把握的，需要用药者对整个过程有很丰富的经验才能用好。但是这种经验要传授给其他人并不容易，也就是说这个方法虽然简单，但是想要用好、用到极致并不简单，所以不建议大家贸然使用。如果要普及排胎便的方法的话，需要更加安全和有效的方法。

一旦我们认识到这是排异，就可以用"只给帮助，不给伤害"的方法，达到排胎便、清肠毒的效果。我们现在用的方法很简单，不需要用"三黄泻心汤"，而是用身边的食材就可以去帮助身体清理垃圾和排胎便，用功能性食品效果会更好。

出生之后，暂时不给新生儿吃奶，也不吃其他食物，用备好的功能性食品冲水喂食。如果没有备用的话，可以就地取材，用我们身边的食材，如鲜榨鸭梨汁、鲜榨蔬果汁、蜂蜜水、枸杞水都可以，经过一两天，等婴儿排出大量胎便，把肠道里的垃圾和胎毒都排空之后，再让他吃母乳，那么这个宝宝就不容易生病。变蒸、生长热的现象就很少发生。即便有新生儿黄疸，当帮助孩子尽快把胎便排干净时，黄疸也可以很快消失。

若要使用好这些方法，笔者建议大家一定要寻求我们的指导老师的帮助。因为初为父母，没有那么多经验，不能把孩子当成小白鼠。我们的指导老师给你做一些指导，可以非常好地帮助你维护孩子的健康。指导老师可以根据孩子的情况，指导孩子父母更具体的操作细节。比如怎么用梨汁？怎么用蜂蜜水？怎么用鲜榨果蔬汁？到什么程度算是把肠道垃圾完全清理干净了？这些均需要有一个学习的过程。

对于孩子，特别是刚出生的婴儿，他们需要父母的保护，我们不能把孩子当作实验品。如果孩子出生后需要排肠毒的话，可以联系我们的指导老师，他们会无偿地给您指导。在他们的指导下处理，在这个过程中观察学习，学会处理孩子成长过程中遇到的各种健康问题。比如孩子发烧了，在指导老师的指导下，当父母能完全清晰、非常熟练、没有任何风险地帮到孩子的时候，父母再去独自处理，这样会更妥当。

（二）高蛋白质饮食能增强免疫力吗？

笔者建议大家不要盲目地大量摄入蛋白质。为了提高免疫能力而盲目地大量摄入蛋白质是个错误。大量摄入蛋白质之后，身体没有能力去很好地消化、吸收、利用，过量的蛋白质反而给我们的身体造成负担，造成伤害。

我们一直在讲宿食、宿便的危害，孩子心下痞、发高烧，就是宿食、宿便造成的。宿食、宿便停留在肠道，肠道感染发高烧。

人体对任何营养物质的消化和吸收都有一定的限度，如果蛋白质摄入过量，过量部分不能被消化，也不能被吸收。这些未被消化的蛋白质和已被消化而未被吸收的氨基酸被肠道菌群分解，发生腐败，形成大量腐败产物——胺（酪胺、尸胺、腐胺、组胺及色胺等）。肠道菌群通过腐败作用还产生苯酚、吲哚、甲基吲哚以及硫化氢等物质，这些腐败产物会引起胃肠道功能紊乱并对人体产生毒害。

正常情况下，一部分胺、氨及其他有毒物质随粪便排出体外，另一部分被吸收进入血液中，经循环到肝脏而被分解，不会发生中毒现象。如果蛋白质摄入量过高，腐败产物量过多，肝脏解毒负荷增加，毒素会损坏肝脏。

人体吸收蛋白质有一定限度，摄入过量蛋白质会产生大量代谢废物。这些代谢废物如尿素、肌酐、肌酸和尿酸须经肾脏滤过进入尿中，继而排出体外。由于代谢废物量大，肾脏负担也会加重。如果肾脏负荷长期过重，会导致功能和结构受损，继而危害整个人体健康。

我们讲吃、动、排平衡，吃进蛋白质了，就要把摄入的蛋白质快速消化、吸收、利用，残渣和代谢废物及时排出体外。这一点非常重要，特别是在疫情时期，就更重要了。过量蛋白质进到身体里来，不能很好地、快速地消化、吸收、利用，不能把食物残渣及时排出体外，食物残渣在体内滞留时间过长，就会形成自身中毒。一直保持这种自身中毒的状态，就是易感环境。

什么叫易感人群呢？易感人群有个特点，亚健康，大便不畅通，三五天不排便，有的人是每天排便，但是排便不顺畅。肠道里面长期存在的宿食、宿便在发酵，产生很多有毒的物质，自身中毒了，这是易感人群。

当我们把过量摄入蛋白质的危害弄清楚了，再来考虑要不要大量摄入蛋白质。我们要考虑的是吃、动、排的平衡。如果我们能做到每天吃的食物当天消化、吸收、利用完之后，这些食物残渣不过夜，排干净，就是一种清洁干净的内环境。我们要创造出极致的吃、动、排的平衡。可以吃高蛋白的食品，但是无论你吃什么，必须要做到吃、动、排的平衡。大部分人都是盲目去补蛋白质，忽略了吃、动、排的平衡。根据吃、动、排平衡的标准，衡量我们有没有能力吃那么多的蛋白质，吃多少为好，怎么吃。

我们有了吃、动、排平衡的标准，每天吃的有形食物不过夜要排干净，就是当天晚上排不干净，第二天早晨也要排干净。只要你做到了，那就没问题。

我们再来讲清淡饮食的益处。

清淡饮食好处很多。清淡饮食加上足量的运动，我们就更容易达到吃、动、排平衡。只要你达到吃、动、排平衡了，我们就不是易感人群了。即便病毒来了，它也进不了我们的身体，因为没有病毒滋生的身体内环境，就不容易被感染。明白了吃、动、排平衡，用这个标准去衡量我们应该怎么吃，怎么运动，如何把每天吃的食物很干净地排出来。

《黄帝内经》讲："正气存内，邪不可干。"意思是我们身体内环境清洁、干净，保持好这种清洁、干净的内环境，加上体能的强大，就叫正气充足。邪是什么？是垃圾、毒素、病毒，当我们身体没有垃圾、毒素、废物的时候，病毒就不会在我们身体里面滋生。这是一个相互制约的关系。如果我们身体内环境变差了，里面垃圾、毒素、废物比较多，病毒就容易上身，因为它喜欢这个环境。

我们与细菌、病毒等微生物共生共存，身体内环境比较干净，我们就可以和它们和平共处，细菌、病毒一进入我们身体就会被处理掉，它没有作乱的机会。当体内垃圾多了，病菌、病毒繁殖，引起发烧，就是在提醒我们，需要排异，给身体一次大扫除，避免身体垃圾积累过多引发大病。我们需要学会读懂身体的语言，顺势利导地帮助生命本能，每一次发烧，都是一次清理身体、增强免疫的机会。

（三）AD 滴剂、钙片需不需要补充？

AD 滴剂，现代医学用于预防和治疗维生素 A、维生素 D 缺乏症，比如说佝偻病、夜盲症以及小儿手足抽搐症。

我们经常讲系统思维，不是说缺什么就补什么，而是要考虑同样的饮食，为什么有的人会缺，而有的人不会缺呢？到底是哪里出了问题？是摄入不够？还是消化、吸收能力有障碍呢？

我们说，养生才是治病，治病就是养生。帮助孩子恢复他的吸收能力，可以正常吸收维生素 A 和维生素 D 的能力，是不是会更好呢？孩子刚一出生，母乳中各种营养都足够，随着婴儿的成长，营养成分还会有相应的变化。生命就是如此神奇，不会让孩子缺少营养。一旦发现孩子缺乏营养，我们需要考虑他的身体功能和健康问题。围绕着恢复孩子的健康来做文章，想办法恢复他的吸收能力。不是发现孩子缺什么就去补什么，而是让他自己有能力从母乳和食物中吸收足够的营养，这才是在真正帮助孩子恢复健康。

一旦发现孩子缺乏维生素 A、维生素 D，我们要意识到是孩子不健康了，孩子的身体出现问题了，他不能从食物里充分地吸收维生素 A 和维生素 D 了，快速找到缺乏维生素 A、维生素 D 的根源。

当我们发现孩子有营养缺乏的表现，需要看他的整体，给他做一个系统的健康信息调查。

笔者经历过大量的案例，观察到现在有各种营养素缺乏症的孩子，往往不是摄入不足，而是排便有问题，不能每天大便，而是两三天一次、三五天一次。宿便在肠道里停留着，会分泌很多毒素出来，通过肠道进入孩子的血液循环，造成自身中毒。当自身中毒积累到一定程度时，身体的各种功能就会受到影响，没有办法充分吸收食物里的维生素 A 和维生素 D 是其中的一个表现。当看到他有这些表现时，我们知道是自身中毒让身体消化、吸收营养的能力发生了障碍，我们就着手解决自身中毒的问题。一旦身体内环境清洁、干净了，身体的消化、吸收能力很快就会恢复正常，维生素 A 和维生素 D 自然而然就不缺了。

遇到问题，我们需要从整体看问题，用系统思维来考虑，从如何恢复自身能力，以充分吸收维生素 A 和维生素 D 的能力着手，那就没问题了。

（四）营养与进补

现在经常听到人们在谈论营养、营养不良、营养过剩，什么是营养不良呢？如何能够做到营养充足？

营养是身体对吃进来的营养物质消化、吸收、利用以及排出代谢废物的整个过程。血液有输送营养物质和代谢废物的功能，如果有贫血，那肯定是营养不良了，如果有血脂高和血液黏度高呢？很多人就认为是营养过剩造成的，实际上是血液不健康了，不能很好地给身体细胞供氧、供能，肯定还是营养不良。不管你身上有多少脂肪，不管你吃了多少蛋白质，不管你吃了多少富含高营养的食物，结果还是营养不良。

如何去判断营养是不是充足呢？答案是：不在于吃进来了多少营养物质，而在于血液是不是健康，能不能给身体组织顺畅地供氧、供能，能不能顺畅地把组织细胞代谢的废物及时带走，排出体外。如何能够让身体营养充足呢？俗话说"要想富，先修路"，我们先要让输送营养的通路顺畅。检测血液大生化、血常规、血脂、血黏度，若各种指标都很好，则说明血液健康，也就代表了身体内环境的清洁、干净和营养充足。

我们平时所说的营养，实际上是指营养物质。如果想要身体健康和营养充足，我们需要把营养物质和健康血液综合起来看。如果吃进来的营养物质造成了血黏度高、血脂高，严重之后，甚至身体还贫血了，我们就需要反思，平时吃的肉、蛋、奶、河鱼、海鲜等高蛋白质、高营养的食物，给我们带来的是营养，还是负担？是帮助，还是伤害？

我们可以通过保持吃、动、排平衡获得血液的健康平衡。我们去验血脂、血黏度、血象，若都很健康，说明这时候身体营养充足。摄入过多高蛋白质食物和营养物质，结果体检查出血脂高、血黏度高、血管硬化，甚至贫血，这些就是因营养过剩造成了营养不良。

对于营养不良，我们要具体分析。如果是四五十年以前，人们缺衣少食，身体出现营养不良，是因为吃不上饭，但人们身体消化、吸收、利用营养物质的能力并不缺，只要吃一点儿高营养的食物，很快就能将营养补上来。现在社会发展了，物质极大丰富，很少有吃不上饭的人了。现在发生的营养不良，绝大多数是吃得太好了，吃得过多了，身体长期负担过重，消化、吸收、利用营养物质的能力出现障碍了，此时再来补，就是火上浇油，短期内可能见到一点儿效果，长期下去身体的能力越来越低，吸收、利用的营养物质越来越少。

若缺乏维生素，我们要去思考，为什么会缺维生素呢？吃了那么多的营养物质，还缺营养、缺维生素、缺矿物质、缺微量元素，那就要思考自己是不是有亚健康症状呢？吃、动、排平衡做好了吗？是不是自身中毒了？等到我们把吃、动、排平衡做好了，血液健康了，身体没有亚健康了，我们再去检查，看看身体还缺乏营养吗？还缺乏维生素吗？

我们不用特意去补充这些营养、维生素，我们只需要维护好自己的生命健康平衡，增强身体消化、吸收、利用营养物质的能力，这些营养自然也就不缺了。

我们应该运用系统思维解决健康问题。高蛋白质饮食，人们不是不能吃，关键是其有没有能力吃，能不能做到吃、动、排平衡。如果我们吃了足够多的高蛋白饮食，只要能做到吃、动、排平衡，也不会有健康问题。

生命是一个系统，是一个整体。我们要全面地看待生命。我们知道，应该调整自己身体的代谢、循环、分泌，做到吃、动、排平衡，把这些都调理好了，结果就是身体健康。只要血液是极致健康的，那么我们就是"正气存内，邪不可干"的。

（五）生长热（变蒸）是正常的吗？

在笔者儿子小的时候，有一次他发烧了，笔者去问笔者爷爷："孩子发烧了，您看看是不是变蒸啊？"

笔者爷爷就教导笔者："你呀，你看看，你儿子是不是有心下痞啊？你看看肚脐上下是不是胀气啊？是不是大便不畅通啊？是不是口气很重啊？是不是有白苔呀？"

笔者回答说："是。"

笔者爷爷说："你再去看看张介宾是怎么说的？"

张介宾云："既生之后，凡长养之机，则如月如苗，一息不容有间。百骸齐到，自当时异而日不同，怎会有一变生肾，二变生膀胱及每变必三十二日之理？又如小儿病与不病，不因外感，必以内伤，未闻有无因而病者。如保护得当，自生至长毫无疾病者不少，虽有暗变之说，亦不能信然。"

张介宾讲得好，他认为，一般来说，孩子自从生下来到长大，如果保护得当，毫无疾病者不少，也未出现一次生病、一次变蒸的这种现象。因此很多人的说法不可信，我们要看当下患者的身体健康状况。

笔者儿子小时候每次生病发烧，笔者见到儿子如果有心下痞，就用三黄泻心汤帮他把身体垃圾毒素排干净，他就不发烧了。每次都是这样，一直到儿子五六岁，几乎都是用的三黄泻心汤。

综上，我们看到了孩子身体自身中毒，看到了帮助其身体实现"三通"之后，其身体垃圾毒素没有了，宿食、宿便没有了，血液、细胞里的毒素被排干净了，从而也就不出现变蒸。其实没有生长热这种病，它只是一种现象。

现在我们理解了什么是生长热（变蒸）。生长热是身体不能及时排出代谢废物和宿食、宿便，身体垃圾毒素积累过多，身体开始加强代谢，用高循环、高代谢来促进身体排异，而造成的一种现象。当身体排出垃圾毒素后，身体内环境干净了，表现出来的现象是孩子体力好了，力气大了，耐力好了，智力充分发挥出来了，性情变温和了。好像是身体经过一次发烧，身体各方面都成长了一步似的，实际上生命本该如此，只不过是被垃圾毒素障碍了，把障碍当成了正常，把障碍清除后身体内环境的清洁、干净当成了成长。

我们要帮助孩子做好健康日记，每天记录下他的九大健康参数。孩子有所谓生长热的症状时，看一看孩子前几天吃的是什么，排便怎么样，看他身体"三通"的状态，这样一目了然，就不存在争议了。帮孩子快速实现"三通"，达到九个健康参数的平衡，很快发烧就会退了。一直保持九大健康参数的平衡，保持身体的内环境清洁、干净，垃圾毒素和代谢废物每天都可以及时排出去，身体就没必要用高循环、高代谢的排异方式来清除身体垃圾，从而也没有了变蒸之说。身体垃圾毒素积累到一定程度，严重影响到身体健康，生命本能就会用排异反应来保护自己，表现出来的就是所谓的生长热。其实是身体垃圾毒素积累过多了，造成自身中毒，身体本能为了保护自己而出现的一种排异反应。

（六）人体免疫与免疫力

提到人体免疫，一般人都会想到人体免疫很重要，免疫力低了容易生病，咱们应该提高免疫力。免疫系统的很大一部分功能是我们的生命本能系统与生俱来的，比如身体受伤了会产生相应的保护反应。环境中总会有各种各样我们的祖先从来没经历过的新细菌和新病毒，各种微生物都在不断地变异和演化，免疫系统也会跟着一起演化。

现代研究发现，免疫系统的工作大体上分成两步：第一步是标记，第二步是清除。一部分专门负责标记，另一部分专门负责清除。我们的血液中有几十亿个淋巴细胞，每个淋巴细胞能在 1 秒钟之内释放出上千个抗体。抗体的作用是识别陌生的微生物，给它打一个标记。只要一个微生物被抗体给标记了，生命本能就会启动排异程序，把它处理后排出体外。

人类生活在复杂多变的环境中，每时每刻都会接触到各种各样的微生物，为了抵御这些外来侵扰，使生命得以延续，人体内演化出了数百万甚至更多的抗体来保护自己。每种抗体都擅长识别某几种类型的微生物。可以说抗体们已经把所有在理论上可能存在，不管现实中是不是真的存在的微生物们都描绘了出来，描绘出的图谱非常精细，全面覆盖了所有存在和可能存在的微生物。一旦某个抗体发现新入侵的微生物，它会立即通知生产它的淋巴细胞，淋巴细胞会立即加大力度生产这种抗体。每个淋巴细胞可以在一周之内分裂为2万个同样的淋巴细胞。一旦有了一次这样的识别过程，我们的身体就会产生记忆，当免疫系统再次发现同样的微生物入侵，处理起来便轻车熟路。在《本能论》里，把这个看成是应变性本能的一部分。疫苗的作用也是这种原理，把病毒处理之后降低毒性做成疫苗，接种之后让身体认识这种病毒，从而产生了抗体，以后再有真的病毒侵入了，身体免疫系统处理起来更快，病毒就没了繁衍生息的机会。

人体免疫和病毒、细菌、癌细胞有三种关系：①认不出来；②认错了；③认出来了，但没有能力排出来。

生命的自主排异本能要发挥作用，先得认出"异物"，但这未必容易，因为病毒、病菌也在演化。比如流感病毒变异的速度很快，差不多过几年就会演化出一个比较大的改变，这也是每隔几年就会有一次流感爆发的原因之一。有些病毒在与自主排异本能系统斗争的过程中学会了捉迷藏，藏在细胞里，让免疫细胞找起来比较困难，比如水痘-带状疱疹病毒可以藏在神经节里。某些癌细胞会伪造一张"身份证"，骗过"警察"的检查，就这样蒙混过关，让免疫细胞认不出来。

正常情况下，人体有一套严格的识别机制，防止免疫细胞误伤自己人。有时候，这种识别机制会发生紊乱，把"好人"当成"坏人"了，就会带来很多问题，比如自身免疫病和各种过敏。过敏不是因为免疫力低了或者免疫亢进，而是自主排异本能辨别异常，对无关紧要的物质小题大做。对于这种问题，我们需要做好身体的吃、动、排平衡，先让身体顺利完成排异，保持身体的内环境清洁、干净，身体的自主调节能力可以充分发挥，经过一段时间的自主调节，紊乱的程序就会回归正常，身体真正恢复了识别能力，也就不会再出现过敏了。

人体免疫即使能够认出"坏人"来，但有时有心无力打不过"坏人"，这就是所谓的免疫功能低下。比如艾滋病、白血病、尿毒症，这些问题有的是因为免疫细胞数目减少，有的是功能降低。不论是什么情况，总之就是认出了"坏人"，但是打不过。癌症，有时候是认不出来"坏人"，有时候是即使认出来了，癌细胞也会释放一些物质麻痹免疫细胞，让免疫细胞的杀伤能力大大降低。对于这类问题，同样是以"内因为主，外因为辅"，我们保持身体的内外开放，保持身体的内环境清洁、干净，把每天代谢的食物残渣、垃圾废物及时排出体外，给生命本能各种功能的充分发挥创造良好的环境，给身体的自我修复本能系统创造修复的机会。

疾病和感染的价值在于让人锻炼出日渐强大的人体免疫。从整个物种进化的角度看，有些免疫可以传承。从个体角度看，生长的过程也是一个免疫逐步强大的过程。每一次感染的正确处理，病原微生物都可以激发和锻炼我们的人体免疫。让人体免疫见多识广，见过无数"敌人"，增强免疫，我们和病毒、病菌等各种微生物共生共存。

每个人生下来免疫力是有差别的，绝大多数人的免疫系统是正常的。我们能做的就是避免各种损害生命本能系统的生活方式，什么样的方式对我们的生命健康有益，我们就践行；什么样的方式对生命健康不利，我们就避开。保持身体内外开放，持续保持"三通"，维护好身体内环境的清洁、干净，用九大健康参数作为参照，让我们的自主排异本能和自主调节本能充分发挥作用。

生命本能系统的这种演化机制，保护我们的生命跟得上环境微生物的变异和演化。只要我们保持自身内环境的清洁、干净，就是做到了《黄帝内经》上所说的"正气存内，邪不可干"。我们的生命本能系统有完善的自我保护机制，任何新的病毒、病菌都避不开本能系统的防护。

（七）疫苗的那些事儿

我们先来看看天花，与天花相关的事件我们听说过不少，比如 18 世纪欧洲 1.5 亿人因为天花死亡，康熙小时候得过天花，用种痘预防天花，1980 年世界卫生组织（WHO）庄严宣告人类彻底消灭天花等。

据说孙思邈用取自天花患者疮口中的脓液敷在皮肤上来预防天花。在明代隆庆年间（16 世纪下半叶）出现了种痘法，被称为吹鼻种痘法，取天花患者的痘痂研成细末，加上樟脑、冰片等吹入种痘者鼻中；还有一种是将天花患者的痘痂加入人乳或水，用棉签蘸上，塞入种痘者的鼻中。两种方法的原理都是让种痘者轻度感染天花，发烧出疹，再经过精心护理，待病症消失，就具有了免疫力。

清代初期推广的传统种痘疫苗法，是当时世界上最为领先的预防天花的方法。据记载，康熙年间，俄罗斯曾派人专门到中国学习种痘法。后来这种方法经土耳其传入欧洲。在此基础上，1786 年英国人詹纳发明了"詹纳法"，就是后来的牛痘疫苗法。

牛痘和天花是两种病毒，为什么种牛痘可以预防天花呢？原因是牛痘病毒和天花病毒的"长相"类似，感染牛痘病毒后，就产生了对天花的免疫力。

我们再来看一看狂犬病毒：狂犬病毒会攻击人体神经系统，患者会出现恐水、怕风、咽部肌肉痉挛、瘫痪。发病之后很难治，死亡率很高。

1880 年底，一位兽医带着两只病犬来拜访巴斯德，请求帮助，看能不能制成狂犬疫苗。现在的牛奶包装上会写着消毒方法：巴氏消毒法。这个"巴氏"，就是指法国微生物学家——路易斯·巴斯德。

1881 年，巴斯德将采集的狂犬唾液注射到健康犬的脑中，健康犬马上发病死亡了，经过数次动物实验，巴斯德推论出狂犬病毒应该都集中于神经系统，因此他从感染狂犬病毒死掉的兔子身上取出一小段脊髓，悬挂在一个无菌烧瓶中，使其"干燥"。他发现，如果将没有干燥过的脊髓研磨后和蒸馏水混合，注入健康的狗体内，狗必死无疑；将干燥过的脊髓研磨后和蒸馏水混合，注入健康的狗体内，狗神奇地活了下来，而且产生了对于狂犬病毒的免疫力。

用种痘预防天花是偶然的发现，而狂犬病疫苗的出现，是人类第一次掌握了疫苗的原理。病原体进入人体，人体的免疫系统就会主动识别并处理。疫苗是一种没有毒或者毒力低的病原体，进入体内后，人体生命本能对付这些"残兵败将"会容易很多，在锻炼了自主排异本能的同时，身体还记住了这些病原体的特征，这种记忆会保持一段时间，病原体再来，免疫系统应对起来会轻车熟路，这就是所谓的产生了免疫力。

任何疫苗进入人体后，都必然会和免疫系统相互博弈，对于绝大多数人而言，可能只是出现轻微发烧、乏力、倦怠。有极少数人由于个体差异可能会发生过度反应，比如高烧、惊厥、休克、伤残，还会出现死亡。

合格的疫苗，一定是绝对安全的吗？答案是：并不是。比如引起小儿麻痹的脊髓灰质炎，脊髓灰质炎疫苗分为两种：口服减毒活疫苗（OPV）和注射灭活疫苗（IPV）。以前脊髓灰质炎疫苗接种 4 次，全部都是口服疫苗。口服疫苗里面有活病毒，接种后发生儿童残疾的概率大约为 1/25 万。后来把第一次口服疫苗改成了注射灭活疫苗，后面 3 剂还用口服。国内有学者估计，这样做让伤害的比例降到低于 1/2500 万。

打了疫苗之后，是不是一定产生免疫力，一定产生抗体呢？有少数人因为身体有亚健康，打了疫苗也不一定能够产生抗体。比如狂犬疫苗，接种后会有少数人产生不了抗体，过一段时间，还是会发病。但是感染狂犬病毒发病后很难治，死亡率很高，因此当人们被狗咬了，大家都会去打疫苗。又比如麻疹疫苗，接种后会有少数人产生不了抗体，但是从大范围来讲，足够多的人产生了抗体，比如占总人口数90% 以上的人产生了抗体，麻疹也就不容易流行了。若麻疹没有流行，即使少数人产生不了抗体，也相对比较安全。

读懂了生命，我们就知道，一个人生病了，不管是孩子，还是成年人，或是老人，最主要的是内因，而不是外因。内因是什么呢？我们认为，内因是自身中毒。如果我们吃进来的食物消化、吸收、利用完之后，能够用最短的时间排异掉，做到吃、动、排平衡，人就不容易生病。

适宜病毒滋生繁殖的环境，就是我们身体内部代谢不了的废物太多，存留在身体里面，生命本能具有的排异能力不能充分发挥出来，从而造成的。因为有这样的内环境，我们身体才会容易感染细菌、病毒。如果身体内环境是清洁、干净的，这些病毒、细菌就没有机会在我们身体内部滋生繁殖，因为体内没有病毒、细菌滋生、繁殖的环境。

我们把感染病毒、细菌与生病的关系弄清楚了，真正做到"三通"和吃、动、排平衡，保持身体内环境清洁、干净，就不容易发生感冒、麻疹，以及肺炎、脑炎等传染病。即便是万一发生了，我们懂得怎么去保护孩子和保护自己，快速实现"三通"，快速把身体垃圾物质排出来，不给病毒、细菌滋生的环境和机会，也不会出现问题。当我们把这个道理明白了，那么，即使我们没有打疫苗，我们也可以不生病。

对于流感，大家很熟悉。那么流感季节如何预防流感呢？还是前面谈到的，做好吃、动、排平衡，保持自身内环境的清洁、干净，即使流感病毒来了，生命本能的能力可以得到充分发挥，自然可以保护我们不生病。

不管是什么样的病毒、细菌，包括艾滋病毒、乙肝病毒、麻疹等，如果你的免疫力足够好，即便是感染了，病毒也留不住，会被你的自主排异系统排出去，从而不得这些病。狂犬病毒会在我们身体里存留10年，甚至20年而不发作，但当我们免疫能力低、能力差的时候才会发作。为什么会免疫能力低呢？现在我们很清晰地知道，身体内环境有了严重的自身中毒现象，这时潜在的病毒、细菌就开始大量滋生，因为体内形成了病毒滋生的环境，艾滋病毒和狂犬病毒有潜伏期就是基于这个道理。保持身体内环境的清洁、干净，是提升免疫力、保护自己的最好方法。

疫苗是用灭活或减小活性的病毒让身体免疫系统认识病毒和熟悉病毒的，用生小病来预防大病。我们知道了疾病是以"内因为主，外因为辅"的，在准备打疫苗和打完疫苗之后，我们特别需要注意身体的内环境，注意身体的内外开放和大便通、小便通、汗腺通，那么我们身体在接种疫苗之后会更顺利地产生抗体，产生的反应也比较少，甚至没什么感觉就产生免疫力了，提高了接种疫苗的效果和安全性。

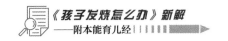
（八）小儿过敏

小儿过敏和成年人过敏没有区别，只是小儿过敏更容易引起大家关注。

正常情况下，当外来物质进入人体后，生命本能会进行分辨。如果身体组织认为是有用的东西，或者对身体没有伤害，身体组织就会和它们和谐相处，这些外来物质最终将被吸收、利用或排出去。如果身体组织认为这些东西有害，那么身体的自主排异本能系统就会立即做出反应，努力地把有害物质排出体外，这是生命本能系统的自我保护能力。如果身体功能出现紊乱，识别能力不能正常发挥，把"朋友"误认为是"敌人"，将有用物质当成了有害物处理，会出现反应过度的情况，这就是通常所说的过敏。

用户诉说自己有过敏史时，往往会让他回想一下：你说的过敏，是什么时候都一样吗？反应比较大的时候，身体是处在什么状态呢？反应比较小或者基本没有症状的时候，身体是处在什么状态？通过这样的回想，就能明白不是所有的时间都一样，有时候轻，有时候重。比如，有段时间锻炼身体规律，过敏好像就比较轻，有时候偶尔吃到一点，也没什么反应。有段时间工作特别紧张，睡不好，还有便秘，偶尔吃到一小块羊肉，结果反应太大，还住院了。一般来说，平常吃那么点儿，一般不会有什么反应的。

到这里我们就明白了，身体为什么会把"朋友"当成"敌人"？是身体的免疫系统功能出现了紊乱。身体有自主调节的能力，为什么对于这种紊乱身体没能调节回来呢？究其原因，还是身体的内环境不够好，机体、器官、组织、细胞都处在脏、乱、差的环境中，免疫的识别功能不能正常工作，自主调节的能力也没有充分发挥的良好环境。

《本能论新解》明确了疾病的根源是"内因为主，外因为辅"，是以自身中毒为重要核心的内因为主的疾病观念。人生病了，最重要的原因是自身中毒，我们的生命本身就具有解毒能力和自愈能力。

一旦观念通了，就能明白当身体出现过敏反应时，说明自己的身体内环境变差了。比如我们自己的家里，每天打扫卫生，时不时来一次大扫除，垃圾及时运出去，保持家里的环境清洁，有个安心的家可以让我们有良好的生活和休息。办公室每天要做保洁，以保持干净、清洁的办公环境，舒心的办公环境可以让我们的工作效率更高。我们的身体内环境保持相对洁净的状态，身体的各项功能才可以正常发挥。

用本能系统医学换食的方法可以快速解决婴幼儿和成年人的各种过敏。在管住嘴巴的情况下，实现身体的全面"三通"，肠道、脏器、组织、血液和细胞里积存的废物、毒素清理出去后，持续保持身体内环境清洁、干净，过敏就能根除。

我们需要读懂自己的身体，为什么别人不会有花粉症而自己会有呢？花粉帮我们找到了身体的问题，找到了诱因，找到了发生疾病的根源。身体内的垃圾、毒素、废物太多了，花粉在提醒我们，需要排毒了。我们一方面需要切断源头、管住嘴，另一方面需要快速帮助身体排异，把引起身体中毒的垃圾废物毒素，通过大便、小便、汗腺，赶紧排异干净。身体内环境干净了，即使处于带花粉的环境中，也不会出现花粉过敏的症状了。

过敏性哮喘是我们自身内环境的严重自身中毒引发的表现。这时候换一下环境很有益处，该吸氧就吸氧。最重要的还是要解除毒源，解决自身中毒的问题。快速开放身体，帮助我们的身体达到全面"三通"的状态，大便、小便、汗腺特别畅通，再管住嘴，过敏性哮喘的症状就能快速缓解。如果想更进一步，根治哮喘，需要保持身体内环境的清洁、干净，持续进行一段时间的养生，就能够痊愈。

疾病的根源是自身中毒，内因是疾病发生的主因。在一个人生命指征稳定的情况下，帮助其身体快速开放，排除垃圾废物，就能帮他快速恢复健康。当我们认识到自身中毒的原理时，再去斟酌一些药物是不是对身体能够起到帮助的作用，如果能的话可以用，如果有毒副作用，会给身体带来伤害，那就不能用。

现代医学急症治疗中，发生严重过敏反应的患者需要立即评估呼吸循环功能障碍及暴露的环境，及时进行救治。现代医学的很多急症处理方法都可以借鉴，在确保生命体征稳定的基础上，我们考虑帮助身体实现全面"三通"，及时用换食的方法帮助身体快速开放排异通路，快速清理身体的垃圾废物毒素，就能尽快把问题解决掉。

过敏性鼻炎、过敏性哮喘、皮肤病、婴幼儿的过敏包括婴儿奶粉的过敏，解决的办法可以很简单。首先需要明白身体的自身中毒原理，即疾病的根源在于自身中毒，在于内因，在于我们身体垃圾毒素存在于身体里面排异不出去。

当我们知道了，疾病的根源是肠道里的宿食、宿便、垃圾、毒素和废物比较多，不能及时排出，被肠道吸收到血液循环，血液循环又把垃圾、毒素、废物带到我们的组织脏器，进入每一个细胞，造成了自身中毒。当我们明白了根源时，就知道过敏性鼻炎、哮喘、皮肤病、婴幼儿的过敏等都与肠道和饮食密不可分。如果能做到管住嘴巴，用功能性的食物来换食，帮助身体快速实现全面"三通"（大便、小便、汗腺极致畅通），就能快速解决这些所谓的过敏性疾病。

孩子的身体内环境非常重要，若其内环境清洁干净，那么这个孩子就可以茁壮成长。不要让肠道积累垃圾，每天吃的食物即使当天晚上不能完全排出去，第二天

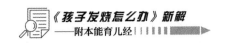

早晨也得把食物残渣排干净。如果孩子的口气保持甘甜的奶香味，那就说明这个孩子没什么问题。根据这些参数，我们给孩子制定进食量，可以给他提供母乳，提供植物蛋白质，但是又不能让孩子发烧，不能让他的身体有任何问题，如此孩子就能茁壮成长。

（九）注意力不集中，多动症

孩子的注意力不集中，很多人认为是心理问题。从我们既往的案例总结，用系统思维观念来综合分析身体的所有信息后，我们发现，绝大部分这样的孩子不是有心理问题，而是身体出了问题。

首先看他的饮食，这个孩子每天都在吃什么？是不是在吃牛奶，有没有吃鸡蛋？营养是怎么摄入的？饮食情况清楚之后，再去看排便。每天的大便都排了多少，顺不顺畅，排便的频率是每天两三次还是几天一次。通过观察他的饮食和排便情况，结合他全身的症状表现，看孩子有没有心下痞？肚脐上下左右有没有胀气？有没有口气？嘴巴里面有没有酸味和臭味？舌苔是不是比较厚？是不是白苔或腻苔？有没有咽部的红肿？平常有没有痰？是不是经常咳嗽？尿道口是不是发红？身上有没有皮疹？头发会不会发黄？做一些相关的体检，看有没有贫血等。把方方面面的表现和信息综合起来，如果一个孩子有以上症状的大部分表现，我们就能确定，他不是有心理问题而是身体出了问题。

当帮助这个孩子把身体表现出来的这些症状都解决掉，没有口气、心下痞、皮疹、咽部发红、咳嗽、咳痰了，大便也很顺畅，每天吃的东西能够很干净、及时地从大便排出来。这时候再看，这个孩子还有注意力不集中的现象吗？通过仔细观察我们发现，当孩子身体表现出的这些问题都解决了时，注意力不集中的问题就改善了。

孩子的身体健康状况越差，注意力不集中的问题就会越严重。身体健康状况太差了，表现出来的就是现代医学所讲的多动症和自闭症的症状。

目前现代医学认为小儿多动症与遗传因素，脑神经递质代谢、轻微脑组织损伤，环境因素、心理因素、社会因素等有关。中医则认为是先天禀赋不足，后天失养所致。

我们要去分析多动症的原因，通过了解孩子的饮食和排便情况去看他身体全面的症状表现，大部分所谓多动症的孩子都有一身的亚健康症状。多动症的诱因就是亚健康，是以亚健康为基础的。通过实践我们发现，只要帮孩子把亚健康完全解决掉了，多动症的表现也就随之消除了。这时候我们就真正明确了，多动症的发病原因是亚健康。

人生病在于内因，在于自身中毒。吃进来的多，排出去的少，吃、动、排不平衡了，垃圾在身体里面积累导致自身中毒，亚健康就出来了，身体的很多症状也出来了，其中就有多动症的表现。

当身体的血不健康了，我们的脑神经也会受影响，神经也需要能量，神经也有细胞，也要代谢废物。血液负责输送营养和带走代谢废物，当身体内环境不干净了，特别是血液不干净了，血液给脑神经细胞带走代谢废物的能力就变差了，给脑神经细胞供氧、供能的能力也差了，长期持续下来就容易造成脑功能的失调和功能障碍。

把脑神经功能失调和自身中毒的联系弄清楚了，我们就知道，注意力缺陷障碍不是心理问题，是我们的脑神经出问题了，是脑神经细胞的废物代谢不了，血液又不能给脑神经细胞供应充足的营养物质，才导致了轻微脑功能障碍，引起轻微脑功能失常、失调。

当把诱因弄明白了，我们就知道了帮助身体自愈的方法：管住嘴，多运动，开放身体，大便、小便、汗腺保持畅通。通过一段时间的调养，血液健康了，亚健康没有了，身体的各种功能可以正常发挥，血液能给脑神经提供充足的能量和及时带走代谢废物，脑神经的功能障碍也就恢复了。

当认识了原理之后，解决问题就变简单了。我们知道了诱因，去除诱因，再帮孩子养生。一段时间之后，孩子亚健康状况消失了，其多动症的表现也就消失了，这个问题也就这么简单地解决了。

（十）自闭症

现代医学所说的自闭症，也叫孤独症，是广泛性发育障碍中最常见、最具有代表性的疾病，该疾病起病于幼儿时期，以社会交往障碍、交流障碍，局限的兴趣，刻板与重复行为方式为主要临床表现，多数患儿还会伴有不同程度的精神发育迟滞。

我们看到过那些孩子，他们的妈妈带他们来时很难过，因为真的是没办法跟这些孩子交流的。孩子的神经麻木，用力拧他的屁股，用力拧他胳膊上的肌肉都没有反应。当我们询问孩子的饮食、排便，给他建立了详细的健康档案后，发现这些孩子一身的亚健康，饮食方面有大问题。我们就通过管理饮食，管理他的"三通"，管理他的运动，后面这些孩子的状况慢慢出现了好转。

当我们观察到这些现象之后，再说疾病根源论——疾病的根源在于"内因为主，外因为辅"、自身中毒，说"三通"理念和九大健康参数，说我们最终能获得健康结果。我们再以自身中毒来解释自闭症，就很容易解读了。为什么会出现神经发育障碍呢？是因为自身中毒太严重了，才出现这种状况。为什么男孩比例高于女孩呢？一般来说，一个家里生了男孩，整个家庭都比较注重，很用心地喂养这个孩子，生怕孩子营养不良。而生了女孩，家庭的关注相对少，反而问题出现得少。流行病学上的这种现象要进行整体分析，我们要去调查男孩和女孩被父母和爷爷、奶奶的关注程度。

我们通过案例，通过帮助他改善饮食，改善排毒、排便，做好吃、动、排平衡。当亚健康症状完全消失之后，自闭症大部分也能逐步康复，但不是所有的，一般有百分之七八十是可以的。笔者遇到过非常严重的自闭症案例，自己当时并没有信心调理好这个案例。但是在帮助自闭症患儿的过程中，笔者看到了，真的可以帮得上他，患儿可以逐渐康复，笔者从而更清晰地认识到了诱因。

我们知道了他真正的病因，最主要的是因生活方式、饮食方式造成了毒素的严重堵塞之后出现的一种现象。遗传因素只占了很小一部分，关于自闭症有一些假说，如氧化应激假说、免疫异常假说、肠道菌群异常假说，还有其他的一些说法，其实都和身体内环境不清洁、自身中毒有关。当我们认识到了疾病是以内因为主，外因为辅的，是吃、动、排不平衡了，先有自身中毒的内因，之后造成了各种各样的现象表现，当我们解决了吃、动、排平衡，解决了自身中毒的内因，身体亚健康完全康复之后，方方面面都正常了，大部分多动症、自闭症也就能很简单地解决了。

我们有多动症、自闭症的案例，只要按照规矩来，大部分孩子能逐步康复。管住嘴巴的同时，运用"三通"理念开放身体，保持大便、小便、汗腺畅通，让身体垃圾毒素排异出来，用《健康日志》九大健康参数去验证。当帮孩子获得了九大健康参数，我们再去看多动症、自闭症患儿，这时候绝大多数患儿的症状就没有了。

（十一）性早熟

《黄帝内经》上说"男子二八而天癸至""女子二七而天癸至"，即男孩在 16 岁左右、女孩在 14 岁左右开始二次发育是比较正常的。

现代医学性早熟是指女孩 8 岁、男孩 9 岁以前出现第二性征，出现身高和体重的过快增长，女孩具体表现为乳房发育，阴毛、腋毛出现，月经来潮等，男孩表现为睾丸容积增大，阴茎增长增粗，胡须、阴毛出现等。

第二性征提前发育，性器官提早成熟，意味着这个孩子可能会老得快一些，他的寿命可能会缩短。有研究表明，哺乳动物的寿命是和发育期相关的，我们发育成熟的过程如果缩短了，相对来说，寿命也会缩短。父母看到孩子性早熟，通常非常焦躁，这也是一个社会现象。

笔者遇到过不少的孩子，在八九岁年龄段出现了这种现象。比如女孩，我们先帮她建立本能系统医学的健康档案，了解她的详细情况，看到她有很多的亚健康症状，还有低热（我们在长期实践中发现 36.5～37.3 之间为亚健康体温），还有性早熟现象，比如乳房发育，阴毛、腋毛出现，月经来潮。我们帮她进行整体调理，恢复其正常内分泌功能。当她的亚健康症状完全消失，所有健康参数正常了，她的乳房发育也停下来、慢慢消掉了，月经也停下来，到 10 岁之后甚至更晚才会慢慢有月经，才会慢慢乳房开始发育，阴毛、腋毛开始增长。笔者见了不少这种情况，因此给大家分享笔者的经验，笔者认为，在性早熟年龄的数值上我们要重新去认识。

现代医学对性早熟分了两大类，中枢性性早熟和外周性性早熟，中枢性性早熟的发育过程和青春期发育的过程一样，不过时间提前了。外周性性早熟是因为各种原因，体内的性激素升高了，升高到青春期水平了，刺激到身体的第二性征发育。

我们给孩子做详细的健康档案，把他的相关信息都记录下来：每天吃什么，吃多少；每天排便的情况，大便、小便、汗腺等身体开放的情况；身体的亚健康症状；性早熟的症状等，还有相关的体检，其中血常规、尿常规是必须要检测的，还有关于性早熟的相关检查。把这些资料综合起来看，就能找到根源。

通过建立健康档案做好系统的健康调查，再通过帮助孩子恢复健康的过程来整体分析，就能知道性早熟的问题是以自身中毒为根源的。我们帮助孩子整体调理，管住嘴巴，加上本能系统医学功能性食品帮助孩子实现极致"三通"，在大便、小便、汗腺畅通的过程中把身体垃圾废物排异出来，同时提供足够的身体所需要的能量。通过一段时间的调理，孩子身体健康了，亚健康症状消失了，血常规、尿常规的问题都正常了，这时候性早熟的表现也就改善甚至完全消失了。通过系统调理，这个孩子恢复健康了，再去查其性激素的分泌，会发现其结果这时候也正常了。真正正确的方法是恢复身体正常的内分泌功能，而不是用一些外来的激素去干预。

当我们清楚了这个问题是怎么引起的，解决起来就会更顺畅。它和我们的饮食息息相关，跟我们吃的蔬菜水果息息相关。

体内的性激素水平升高，有可能是内分泌的问题，也有可能是外来摄入的，比如食物和药物。用本能系统医学的疾病根源论，把自身中毒的问题解决了，再看激素分泌，以及早发症状，会发现激素分泌慢慢正常了，不该分泌的不分泌了，早发症状停止了，已发生的慢慢消失了，不是所有的而是大部分的患儿能取得这样的效果。我们有部分案例，特别是女孩子的乳房过早发育，我们了解了其规律，并找到了处理的方法。

预防儿童性早熟有两个原则：一个是饮食原则，一个是进补原则。

饮食是给孩子提供必需的物质和能量的，孩子需要多少营养物质，我们就给他供应多少，不多不少，才是正合适的。

人生病的原理是"内因为主，外因为辅"，自身中毒。当我们摄入的食物过多了，没有及时地去消化、利用它，它在身体里面产生了毒素垃圾，不能每天被及时排异，特别是肠道的那些垃圾毒素、宿食、宿便不能以最快的速度被排出来，淤堵在肠道里。肠道有分清泌浊的功能，一些毒素会通过肠道吸收进入血液循环，再通过血液循环进入我们的组织脏器和每一个细胞，于是就会造成自身中毒。

知道自身中毒的原理之后，我们就给孩子定了一个饮食原则：吃好消化、易吸收的食物，最好是功能性食物。要使孩子达到吃、动、排平衡，其吃进来的好东西通过运动把营养物质完全利用，并且把利用后的垃圾糟粕以最快的速度排异出去。

应该怎么进补呢？不管吃什么，绝对不可以让身体产生壅堵。在保持身体内环境清洁、干净的前提下，再选择进补。我们《健康日志》记录有九大健康参数，至于这些参数，具体到孩子身上，日常关注其中的六七项就够了。可以给孩子开一个食谱，首先建议让孩子吃功能性的食物，可选山药、莲子、百合、芡实、薏苡仁、茯苓、葛根、玉竹、党参、太子参、桑葚，以及豆类中的大豆、红豆、绿豆、白扁豆、赤小豆这些相关的功能性食物，好消化、易吸收，我们也不用去担心孩子的蛋白质供应不够，这些食物里面大部分都有比较丰富的蛋白质。通过这种食物帮助孩子获得吃、动、排平衡，这非常重要。

选择应季的蔬菜、水果。过于补的水果，比如榴莲、芒果、桂圆之类，少吃或不吃。过于寒凉的水果、蔬菜，比如鸭梨、芦荟、番泻叶等，少吃或者不吃，因为它有泻的作用，长期大量使用会伤到肠道。一些长期便秘的人，经常吃含有大黄、芦荟等泻的成分的药，这些药会越来越不管用，而且需要的量也会越来越大，因身体会产生耐受性。其实不是产生耐受性，而是吃药者肠道的功能越来越差、分泌越来越差，药物对其身体造成了伤害。

帮孩子拿到了吃、动、排的平衡，拿到了九大健康参数，可以给他补，但千万不要让身体壅堵了。在做到吃、动、排平衡的基础之上，可以选择一些想吃的食物。一定要牢记三通原理，保持畅通就不容易生病。

下面给大家分享一个案例：有个小女孩 8 岁的时候，妈妈发现她单侧乳房发育了，家人特别担心，之前也采用换食的方法调理了很长时间，孩子的很多亚健康问题都解决了，保持相对健康的状态。当家人突然发现孩子乳房过早发育时，百思不得其解。该孩子的吃、动、排平衡做得很好，体温也不高，九大健康参数也维持得挺好。我们详细调查了这个孩子的饮食，我们做好的山药莲子百合粥一直在吃，平常也会吃一些米面，孩子体温正常，排便也顺畅，总之，孩子各方面都还不错。然而为什么这个孩子会过早发育呢？从她的饮食上再进一步去找，后来我们发现她所吃的蔬菜、水果有问题。我们讲，要吃应季蔬菜，她有的时候就不吃应季蔬菜，喜欢吃温室里培养出来的，特别是水果，买的是品牌连锁的，方方面面都符合国家的标准，长得漂亮，品相很好，但不是应季的，于是我们就锁定了蔬菜和水果，改成让这个孩子只吃应季的蔬菜、水果。经过一段时间之后，孩子的乳腺发育就正常了，过早发育的问题也解决了。

通过这个案例，我们知道，不要太贪恋美味，而要吃应季的蔬菜和水果，注意农残和药物残留。非应季的蔬菜、水果可能会用生长素，孩子吃了这些用过生长素的蔬菜、水果，也可能会出现早熟，等于是从外源进来的生长激素。还要避免农残，《伤寒论》上提到过甘澜水，这个水其实就是小分子水。我们研究院也有甘澜水。用小分子水去浸泡蔬菜和水果，把农残尽量泡出一部分来。小分子水穿透力和溶解力比较强。比如今天要吃的蔬菜和水果，应该在昨天晚上就浸泡好。我们可以对蔬菜、水果做一个检测，看看它的农残有多少。不超标不代表不会伤我们，所以去浸泡蔬菜、水果，泡了之后再去化验它的农残，农残含量降低了，我们吃起来会更安心。

有一种说法，孩子大量喝牛奶可以长得更高。我们也发现现在四十几岁、五十几岁的人，他们的儿女身高普遍比他们高。

为什么会出现这种现象呢？是因为孩子们营养充足了吗？笔者的观点不是这样的。笔者认为，原因还是在于孩子早熟，但早熟现象不明显，虽然没有那么明显，但它是存在的。牛奶是给牛吃的，牛奶里面有生长因子，适合小牛吃，小牛通过一年半的时间就长大了。母乳里面也会有适合人类婴儿的生长因子。建议有条件的机构可以研究一下，牛奶的生长因子和母乳的生长因子有什么区别，如果长期吃是不是会造成孩子的过早发育。

肉、蛋、奶、河鱼、海鲜中，会含有一些抗生素、激素残留。即使不去喂它们激素，但是饲料里面也可能有激素，这个很难把握。饮食、环境、农药残留、激素、抗生素等也是孩子性早熟的因素。

孩子的性早熟问题，若不明显的，我们通常不在意，只有非常明显了，我们才会注意到。我们需要创造一个自然和谐的环境，种植绿色蔬菜、水果，不过量使用农药，不用生长素催熟蔬菜、水果。维护好我们的饮食，改变我们的观念，这非常重要！

有的朋友会担心，若完全是纯绿色食物的话，五六十亿人哪里够吃呢？如果大家都能实现吃、动、排平衡，我们根本就不需要吃那么多的食物，自然生长的食物完全就够用了。当我们大多数人觉醒了，这个社会就能和谐。人类本身吃不了那么多的食物，吃多了给身体带来的是负担，完全可以用纯绿色食品替代现在的食品。

当我们能保持吃、动、排平衡时，再去看我们到底需要多少食物。我们真正需要的其实很少，完全生态的食物足够每一个人使用，不会出现粮食短缺和资源短缺。当我们做到了吃、动、排平衡，获得九大健康参数时，就明白了我们其实可以做到按需进食。

四 不生病的智慧

孩子生病和自己生病原理是一样的，我们知道怎么能够让孩子不生病，我们知道怎么去关照孩子，这样我们就拥有了不生病的智慧。

孩子不生病的智慧，其实就是我们家长的智慧。因为孩子还小，身体不舒服，他不能明确地告诉你。我们成年人有感知且能表达出来，比如说口干、口苦，心烦易怒，胸胁苦满，很多地方不舒服，这里疼，那里也疼，这里麻，那里还抽筋，我们自己有感知，能够很好地表达出来。这时候我们要去读懂孩子身体本能的智慧。如何能够让自己不生病，首先是关照我们自己，读懂我们自己的身体本能，我们自己感觉如何？我们的身体的各种不舒服都有什么表现？这种不舒服不用语言描述的话，会表现出什么状态？孩子各种外在表现和我们自己是相似的，孩子有没有口干、口苦，他虽然不能告诉你，但是我们知道了自己在什么状态下有什么样的表现，我们就容易观察到孩子的各种表现，这是我们要思考和感知的。

（一）穿衣服穿多少合适？

宝宝的身体体温调节功能还不完备，皮肤也很薄嫩，既不耐寒，也不耐热。初为父母，很多人不知道给宝宝穿多少衣服合适，经常不是穿多了，就是穿少了。穿多了，宝宝会很不舒服，会出大汗，如果不及时补水，很容易虚脱，若在出大汗的时候马上给孩子减衣服，吹风了，又容易生病。穿少了，容易影响宝宝身体的循环、分泌、代谢，容易着凉、感冒。如何衡量穿衣是否穿得刚刚好？体能弱的孩子适当多穿，体能强大的孩子可以稍微少穿一些，但怎么去衡量呢？

举个例子，有一种热带鱼，养殖它，要求水的温度是24℃到28℃，它一般比较喜欢26℃，繁殖期的时候昼夜温差最好不超过1℃。为了让热带鱼能很好地生存，必须要为它创造水温恒定的条件，就是要不管春夏秋冬外界的气温怎么变化，养殖热带鱼的水温不能变。我们就要做一个调温装置，不管外界发生任何变化，水温不

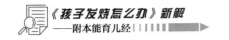

能变。

至于孩子穿衣服的多少，就像热带鱼需要保证水温恒定一样，我们也要保证孩子体温的恒定。我们需要通过善巧的方法，执中和谐，顺势利导，这要看孩子当下的需求。孩子的需求和我们是一样的。怕冷的时候，孩子会蜷缩起来；热的时候，面红耳赤，扬手蹬足，头、手、腿都伸得很开。因此，当孩子蜷缩怕冷了，要给孩子加衣服；孩子热，出大汗了，要给孩子减衣服。保持孩子全身微似汗，皮肤温热，有点儿潮乎，像是有汗，又像是没有汗，这时循环、分泌、代谢保持适度旺盛。我们用心去观察孩子的表现，怕冷、怕热时都会有表现，根据孩子的身体表现帮他加减衣服。

有一个衡量的方法，就是我们说的"三通"原理，要保持大便、小便、汗腺畅通，保持身体温热，保持微似汗，像有汗，又像无汗的状态。与此同时，还要给孩子饮入足量的水。汗腺毛孔是张开的，小便是畅通的，分泌、代谢、循环都非常好，就能够促进孩子排大便，身体的代谢废物能够通过大便、小便、汗腺这些常规的渠道很及时地排干净，身体就容易保持健康。

（二）怎样算吃好了？

孩子该吃什么，吃多少，是永远的话题。近些年来生活好了，物质丰富了，大部分人的观念还停留在经常吃不饱肚子的时代，生怕把孩子饿着了，生怕孩子营养不够。孩子到底应该怎么吃，吃什么，吃多少呢？我们认为，要吃出平衡，吃出健康。吃出健康、平衡才是吃好了。

笔者遇到过一件很有意思的事，有一位老人，遇到好吃的，不贪吃，遇到味道没那么好的，也吃差不多的量。有人于是说，他是没食欲，是身体有问题了，身体感知能力不灵敏了，好吃的不多吃点，不好吃的也不少吃点。

为什么这样吃呢？笔者认为他不是没有食欲，而是读懂了生命的智慧。笔者有一位大伯，笔者和他聊这件事。笔者大伯就说："我活到87岁了，我就明白这个道理，要再不明白就白活了。"他说："以前我每次吃多了，身体都告诉我，无声无息地告诉我了，吃多了身体非常难受，多吃一点都难受，精神状态不好，体力不好，睡眠质量差，或者失眠，或者嗜睡，身体有诸多不舒服的感受。口苦，口干，胸闷气短，烦躁易怒，感到很多不舒服，每次都如此，每次吃多了，不管我吃的东西味道好不好，反正只要吃多了，我的身体就告诉我了。后来终于体悟出来了，无论是好吃的，还是不好吃的，都要吃合适的量，按照身体需求来进食最合适，这时候身体就非常舒服。"

他继续说："终于读懂身体了，这不就是你爷爷讲的本能吗？顺应了本能的需求，该怎么样就怎么样，身体就舒服，以前有的病，现在也好了。若做错了，你的本能就让你不舒服，就惩罚你。身体需要的是供需平衡，好吃的，不能多吃一口，不好吃的，也不能少吃一口，吃饭是为了满足身体需要，完成供需平衡就足够了。"

笔者大伯真是很有智慧，他通过身体的这种需求，读懂了自己身体的本能。他明白这个道理之后，近些年身体越来越好，高血压、心脏病等原来的很多问题都消失了。他今年87岁了，很健康，耳聪目明，动作也很灵活。笔者跟他聊天讲到"三通"理念，讲到吃、动、排平衡，讲到健康参数，他非常赞同笔者的理念。

吃饭到底应该怎么吃？我们需要给身体做健康日记，健康日记的健康参数，可以用来体现我们的身体是如何平衡的，也可以用这些参数来衡量与指导我们到底应该吃多少。

孩子不会表达，只能是用我们的方式，用参数去给他衡量，做好他的健康日记。给孩子测体温，早、中、晚的体温，测体重，早晨空腹的体重，他每天吃多少东西，他的排便一天几次，排得顺不顺畅，消化、吸收、利用完之后的那些糟粕，是不是每天都能清空，这些参数非常重要。还有身体的一些外在表现，我们能看到孩子身体的外在表现，比如说湿疹、疝气、嗓子发红、打呼噜、眼睛里有泪……从这些表现去看，去关照孩子，找到原因。孩子静息状态下心率或者脉率，比如早晨起来空腹比较安静的状态看他的心率或脉率。把孩子的这些参数都记录下来之后，我们就能很清楚，每天给他吃多少以维系好这些健康参数，做到吃、动、排平衡。

婴儿的饮食首选母乳。如果吃母乳婴儿可以吃饱，在婴儿8个月之前可以不加其他食物，8个月之后可以给婴儿吃一些功能性的食物。如果母乳不足，新生儿也可以吃我们的功能性食物，可以帮助孩子实现吃、动、排平衡，帮助孩子获得非常好的健康状态。母乳不足，可以用我们的方法去调理，保持乳母身体"三通"，快速排出身体的宿食、宿便、垃圾毒素，做到吃、动、排平衡，维护好九大健康参数，很快乳母的血液清洁、干净了，其乳腺的功能就能恢复，可以正常分泌乳汁，很快奶水就会多起来。

喂养有道。不管多大的孩子，刚出生三五天也是一样的，笔者建议喂母乳，一天三次。若是乳母想起来就给孩子喂奶，这种方式不够健康。比如说一天三次，因为喂养的频率低，每次他是可以吃饱的。去观察孩子，把孩子的健康日记做好，去看到底给孩子多大的量合适。如果母乳特别多，孩子有剩余，吃多了孩子也会不舒服。不是说母乳有多少，就给孩子吃多少，也是要饮食有节。做好健康日记，就能知道，这个孩子需要吃多少，就喂他多少。从健康日记里面，从健康参数里面去体现。

我在《本能论新解》里讲过怎么去维护健康参数，成年人的健康参数也适合孩子。要圆机活法，除了喂母乳之外，为了获得健康参数，也可以喂功能性的食物，这时候需要我们的健康指导师给予更好的指导。

（三）读懂孩子的哭闹

父母都会遇到孩子哭闹的情况。我们要学会读懂孩子的哭闹。有一种观念认为，哭是好事，在很多情况下，孩子哭是一种正常的运动，通过哭能够成长。笔者对此持有不同的认识，认为，孩子的哭闹大部分是身体问题引起的，不舒服了才会哭。

在我们用心去帮助孩子获得健康时，用心观察和管理孩子，孩子哭了，是身体不舒服了？是饿了？还是吃撑着了？还是发烧了？还是哪里不舒服了？当把这些障碍解除了，再来看这个孩子还哭不哭了。看到孩子哭闹，我们找到引起孩子哭闹的根源，解决了问题根源，孩子就不哭了。找到最根本的因，把这个发现了，叫用心，用心之后就能有所发现。如果用心了，我们会发现，几乎孩子所有的哭，都是不舒服了，身体在哪方面有问题了，淤堵了，身体难受了才会哭，要不然他不会哭。孩子虽然不会说话，但是他/她的各种不舒服都会有外在的表现，需要父母们用心体察、反思和总结，如果父母不用心，仅凭主观臆断，就很容易出现错误。

（四）开启生命智慧的钥匙：健康日记

我们把自己不生病的智慧扩展开，也就是孩子不生病的智慧。我们帮孩子建立儿童健康档案，调查其身体状态的所有信息，根据这些信息去观察、去读懂生命智慧，读懂不生病的智慧。

如何获得孩子不生病的智慧？答案就在于建立儿童健康档案，每天给孩子记录健康日记，保证孩子吃、动、排平衡，保持好他的九大健康参数，这时候我们就有了不生病的智慧，不只是孩子不生病的智慧。

根据孩子的体重就能够知道一些信息。比如一个孩子不发烧，在获得了健康参数的平衡下，我们把其体重记录下来，孩子在长身体，每天体重会长一点点。如果体重计很精确的话，可以观察到孩子的体重是每天在上升的，但是上升不了那么多。我们把体重看成一个参数，婴儿的体重每天都在长，观察其每天长的幅度。如果一个婴儿平常每天能长 30 克，但某天长了 300 克，这时候我们就要注意了，体重参数变化大了，为什么会长这么多？是不是吃多了？是不是吃多了之后大便排不干净？若这种状况持续下去，孩子的身体就要出问题了，体温也会升高，心率会加快，舌象、面色也会产生变化。

至于这个孩子究竟吃了什么？我们要仔细询问、了解孩子的饮食习惯：除了母乳，还吃牛奶吗？还吃其他的食物吗？有没有吃蔬菜、水果、豆制品？肉、蛋、奶、河鱼、海鲜，这些东西都在吃吗？有没有吃包装食品、饮料、面包蛋糕？看看到底给孩子吃了什么？吃了多少？关注完吃，还要关注"排"，要问大便、小便、出汗情况。凡是存在于我们身体里的垃圾废物，都属于广义的"便"的范畴，比如眼屎、眼泪、耳屎、鼻涕、痰，还有代谢的一些废物，比如皮肤上脱的皮等。

我们能管理好自己的孩子不生病，同时也要去反思自己如何不生病。观察孩子，给孩子建立健康档案，给孩子做健康日记的过程中，我们也要反思自己，反思之后再去感受孩子。比如孩子有没有口干、口苦的时候？有，但是孩子不会说，我们得用自己的感受去体会。当我们自己有咳嗽的时候，有咽部化脓、红肿的时候，有心下痞的时候，有扁桃体肥大的时候，有口腔溃疡的时候，有慢性鼻炎的时候，有经常皮疹、耳朵疼的时候……有什么样的表现？是什么样的感受？孩子有类似表现的时候，他有没有这种感受？务必仔细去体会，当我们有某些症状的时候，是不是伴随着口干、口苦？我们仔细观察孩子，我们再认真反思，孩子也会有口干、口苦。

读懂自己，读懂孩子，关照孩子，再去反思自己，再去看待管理健康这件事，就容易了。孩子不生病的智慧，也是我们成年人不生病的智慧，是我们所有的人不生病的智慧，是我们人类不生病的智慧。

（五）读懂生命本能的警示：身体语码

我们一起来看一看孩子的外在表现，看看身体给我们的警示。

口腔异味：口腔异味、口臭，嘴巴里面发酸，这是为什么呢？从广义的"便"上来讲，这就叫排便不畅，排便不畅会导致口腔异味、口臭，会导致嘴巴里面有酸味。

咽部发红：为什么咽部发红呢？咽部有淋巴组织、淋巴细胞，咽部发红是因为淋巴组织在工作。因为身体局部有毒了，淋巴就开始解毒，解毒就有分泌，不严重的话，只是出现咽部发红，严重时则出现咽部红肿，更严重时则出现咽部化脓，这也属于广义上排便不畅的范畴。

咽喉痒痛：中医讲"痛则不通，通则不痛"。体内壅堵了之后咽部发红、红肿、化脓，在咽部红肿化脓的基础上，又会有咽喉痒痛。咽喉痒痛也是因垃圾毒素积累过多导致的，属于排毒不畅，也属于广义上的排便不畅。

咳嗽： 为什么会咳嗽？因嗓子痒，有痰。还是因为身体里面有垃圾废物。为什么会喘呢？一般先有咳后有喘，有的人只有喘。而因剧烈运动产生的喘则是另外一回事。肺与大肠相表里，坐在那儿就喘的是跟排便不畅有直接关系的。

打呼噜： 扁桃体肿大了，局部有分泌物，会咳嗽。扁桃体肥大是在解毒过程中，因一直解毒，但毒总排不出来，导致扁桃体肥大，从而会出现打呼噜，因局部堵住了，打呼噜也是因排毒不畅。

心下痞： 不管是肚脐上面还是肚脐下面的胀气，乃直接因肠道垃圾排不出去，发酵了，生出很多有毒的气体来，出现脐上、脐下胀气，仍然属于排便不畅。

扁桃体肥大： 扁桃体里面有很多淋巴细胞，淋巴细胞有解毒功能，当其解毒时局部就有分泌，若身体长期带着毒，毒素总代谢不完，扁桃体得不到休息。而长时间解毒，则导致扁桃体肥大和增生。

急慢性咽炎： 急性咽炎就是严重的广义的排便不畅。慢性咽炎是持续的排便不畅，此时虽然体内堵得没有那么严重，但却一直堵，一直有垃圾代谢不了，免疫淋巴细胞在持续解毒。

痰： 痰是因为身体有毒了。痰是从哪里分泌出来的呢？痰是从淋巴细胞里面分泌的。身体需要解毒，解毒时就有分泌和分泌物，在解毒过程中产生的分泌物和垃圾，有一部分会通过痰的形式排出来。

腹痛： 腹痛直接关联在排毒不畅、排便不畅上。腹痛一般都有腹部肌肉痉挛，因为排毒不畅，垃圾、废物代谢不了，营养供应不上，容易出现腹部肌肉痉挛，然后出现腹痛。腹痛的关键还是身体内环境的污浊，自身中毒了。

慢性胃炎： 当进食不当，吃得过多了，胃里面长期有食物停留，胃长期得不到休息，于是造成慢性胃炎。吃得太多时，有时也会出现急性胃炎，与广义的排便不畅是有直接关联的。

口腔溃疡： 凡是有口腔溃疡者均有肠道溃疡。肠道里面肯定存留了很多的垃圾，因此这时候会出现肠道溃烂，口腔溃烂。因为毒素太多了，堵在了我们身体里面，不能通过正常的渠道快速排异出去，从而造成了口腔溃疡。

淋巴结节、淋巴肿大： 淋巴具有解毒功能。当身体有毒了，有广义的便了，就会出现淋巴结肿大。若长期有毒素垃圾在身体里面积存，则导致长期的淋巴结肿大，从而容易形成淋巴结节。若身体内环境清洁、干净，肠道也清洁、干净，就不会有淋巴结节和淋巴肿大。

慢性鼻炎： 慢性鼻炎和慢性咽炎的根源一样，只是发病部位不同。鼻腔里有腺体，当身体有毒之后，腺体会参与解毒的工作。解毒时局部就有分泌和分泌物，这时候会出现鼻子不通，出现慢性炎症。急性鼻炎的出现也与此同理。

眼睛里有泪：如果是因碰到了眼睛，碰痛了哭，眼睛里有泪是正常的。异常的眼睛里有泪，眼睛里泪汪汪的，看到这样的孩子挺可怜的，其实是垃圾充斥在孩子身体里面，孩子身体中毒了，还是广义的"便"在身体里面积存得太多，出现的局部排毒、排便的现象，这种眼泪属于广义"便"的一种。

鼻涕：此处鼻涕是指鼻涕特别多，从鼻子流出来。鼻子里面有腺体，鼻涕是鼻子的分泌物。因为自身中毒才有异常多的鼻涕，若不是中毒的话通常鼻涕很少。有一点儿鼻涕属于正常，因为要排一部分毒。鼻子也是一个排毒的器官，毒素太多了，鼻涕就多了。

耳朵疼：中医认为，"痛则不通，通则不痛"，耳朵疼是因为肠道里有便，身体里面广义的"便"积累太多了，导致耳朵疼。大部分耳朵疼跟身体内环境污浊有直接关联。

皮疹：皮疹是因皮肤毛细血管破裂、出血，从而出现疹子。为什么皮肤毛细血管会破裂出血呢？是因为身体排毒不畅，体内广义的"便"在身体里面充斥的太多了，才会有毛细血管破裂、出血，形成皮疹，是身体在解毒过程中，在体表皮肤排毒的一种表现。

自汗、盗汗：自汗、盗汗是身体垃圾毒素太多，这些垃圾毒素不能通过正常的渠道排，而生命很智慧，找到一个能够排毒的异常通路。通过自汗、盗汗去排毒，去排广义的"便"。

疝气：一般小孩子出现疝气，与身体内环境有关，体内垃圾毒素积累太多，组织细胞里面都有垃圾，造成身体功能低下，从而形成疝气。因为孩子的神经肌肉和筋节没有能力去支配局部的肌肉组织，从而造成下垂，或脱肛，或疝气。

疳积：疳积非常具有代表性，是身体里垃圾毒素积累太多的表现。一般你看非洲的难民儿童，全身很黑、很瘦，但是肚子很大，其实就是疳积。我们见过不少患有疳积的孩子，是因身体垃圾毒素太多了，不能通过正常渠道排，造成了疳积。如果其排毒渠道完全通了，解决起来是非常容易的。

尿床：孩子因玩得太累尿床了是正常的，因为孩子还没有发育完全。婴儿尿床是正常的，但是若孩子到了四五岁、五六岁还经常尿床，就说明孩子身体有问题了。什么问题呢？是孩子出现了自身中毒，也是广义的排便不畅，导致尿床。解决起来也很容易，就是排毒，管住嘴的同时通过正常的渠道把垃圾排出去。

便秘、便溏：便秘、便溏都属于排便不畅的范畴，也属于自身中毒的范畴。

身体出现的这些现象和症状，和"三通"理念是息息相关的。若人们真正实现了身体的极致"三通"，大便、小便、汗腺保持极致畅通，管住嘴巴，把身体的宿便、广义的便都排干净，肠道是干净的，血液是干净的，每个细胞里都是干净的，这时候人就不生病了。读懂身体语码，就是在解读生命的智慧。读懂生命的智慧，就可以保证孩子的健康，保证我们每一个人的健康。

五　相关案例及用户

案例 1：婚后 7 年未孕，换食调理后怀孕生子

我是 2018 年知道《本能论》的。那时我结婚 7 年了，一直没有孩子。我本身身体偏胖，身高 156cm，以前体重一直维持在 50 千克左右，30 岁开始身体像吹气球一样，一年比一年重。在准备怀孩子时去医院检查说我内分泌失调——雄性激素高于正常范围一倍，医生说我妇科检查都没有问题，但是如果要生孩子，这个指数还是挺重要的。为了把这个指数调到正常水平，其间中西药都试过，医院也不知跑了多少趟，上海的大医院也去了很多次，吃药效果也不大，医生说我这个身体怀孕的概率很小。都说"是药三分毒"，况且我觉得身体也没有什么特别不舒服，后来对于生孩子这个事情也开始想明白了：命里有时终须有，命里无时莫强求，一切就顺其自然吧。

直到 37 岁时，那年上半年有一天我坐起来或者躺下时忽然感觉一阵眩晕，当时我测了一下体重，达到了 67 千克，这样的体重对于我来说已经是肥胖症了。我明显感觉到身体已经在报警，我对自己说，不能再这样下去了，不管怎么样，首先要把我自己身体调理好。我老公也很担心我的健康问题，他的同事告诉他，有位老师调理得很好，于是建议我也试试。我抱着半信半疑的心态去诸暨上课了，听了两天半冯浣如老师的课，慢慢从质疑到开始接受这个本能理念。刚开始我喝了一星期的杞葛玫瑰饮，明显感觉到自身体重在减轻，身体也舒坦多了。然后我又买了黄玉杞葛饮，按照老师的指导早、晚喝，中午吃山药莲子粥，不吃鱼、肉、蛋、奶。每天散步、运动加泡脚。刚开始时要抵制各种美食诱惑的煎熬，我还是挺难受的，但是当看到我的体重每天在减轻，也就抵挡住了各种美食诱惑。冯老师给我们上课的内容，对我而言，起了很大的推动作用，她还建了一个群，需要大家每天提交健康日记并指导我们如何饮食。我觉得能坚持下来的最大动力是每天能看到自己的体重在减轻，还有秉持的《本能论》的理念。虽然黄玉杞葛饮挺难喝，有几次还差点喝吐了，但

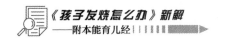

是看看群里面大家都在坚持，自己也就咬牙坚持住了。

第一个月我的体重减轻了5千克左右，第二个月又减轻了4千克，以前那些不舒服的症状慢慢都消失了。为了塑形，在体重减到56千克时我开始每天早晚跑步，每天约10千米，风雨无阻。从5月份到9月份，体重已经从67千克减到54千克。后来我听从老师的建议，继续喝了2个月黄玉杞葛饮，但是饮用量减半，中午开始慢慢恢复正常饮食，一直到11月份才停止喝黄玉杞葛饮。停喝黄玉杞葛饮后，我仍然坚持跑步，一直到12月中旬，我的月经晚来了8天。刚开始我以为是月经不调引起的，也没有特别注意，一直到圣诞节后确定怀孕了，我才停止跑步。

这期间我一直想的就是坚持减肥，调理好身体，从没有想过孩子会悄悄到来。对于37岁高龄产妇的我来说，真是非常不容易。虽然后来孕期有各种不适应，我依然坚持上班，直到预产期前15天。现在我们的宝宝（案例1图片）已经快一周岁了。我们特别感谢冯老师，她一路以来的跟踪指导，让我有了好的身体，并且意外喜得了宝宝。这是2018年我收到的最好的礼物了。现在孩子已经断奶了，我仍在继续用黄玉杞葛饮调理，以便让我的身体达到最佳状态。

分享人：王美月

2020年8月5日

案例2：脑垂体微腺瘤、多囊卵巢综合征调理后怀孕

2016年9月，因为月经异常我去医院检查，发现自己得了脑垂体微腺瘤。医生告诉我可以暂时不手术，因为容易复发，可以先用药物控制，但这种药要吃一辈子，而且伤胃。现在回想起来，我很庆幸自己早早地就接触了中医，所以当时我自己决定什么药都不配，直接回家。

医生说有垂体微腺瘤的人，怀不上孩子。这对于想要二胎的我来说，简直是晴空霹雳。怀着孤注一掷的心情，我开始了漫漫的艾灸经络调理之路，几个月过去了，但没有大的起色。到了2017年初，我开始反思，这个有形的瘤怎么样才可以消失呢？2017年8月，带着给老公调理便秘的目的，我给老公和自己报名参加本能系统医学研究所举办的换食学习班。听了冯浣如老师的第一节课之后，我就认定了生命自有强大的本能。不仅仅是认同健康问题源于肠道的理论，更重要的是，我终于找到了让有形的瘤消失的办法！该换食学习班结束后，我接受了郭达成院长的面诊（2017年12月23日），之后我开始了长达8个月的调理之路。8个月之中，每天早

晚喝黄玉杞葛饮，中午进食蔬菜、素食。我身边的很多人都表示对此不能理解。他们不理解的是人怎么可以不吃荤、不吃蛋呢？这怎么能有营养呢？但只有我自己知道，我会有收获，并坚定地朝着目标努力。果不其然，在医生给我下了难怀孕的诊断结果的情况下，我怀孕了。2019 年 7 月我生下了一个的健康的宝宝。

我对自己身体的担忧，起始于我读大学的时候。那时候我就被查出有多囊卵巢综合征，原本就不易怀孕。我网上查了很多资料，都说这个毛病是内分泌的问题，但是我一直没有找到对的方法。这次令我感到很神奇的是，我怀二胎宝宝去医院做 B 超时，医生说我没有多囊卵巢综合征。本能系统医学真的是宝藏，非常感谢郭老和郭院长，让我觉得在以后的路上，我可以自己掌控自己的健康，再也没有那种孤独和无助。

分享人：徐林芝

2019 年 11 月 20 日

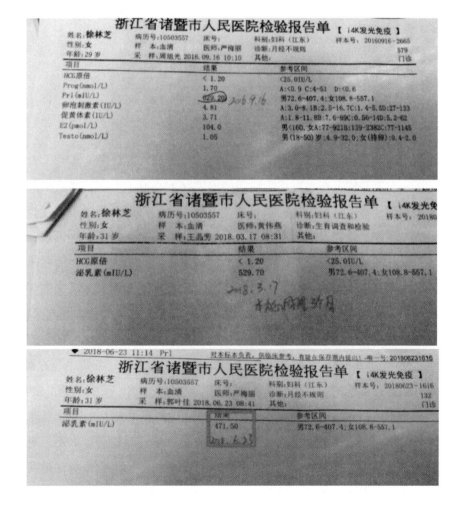

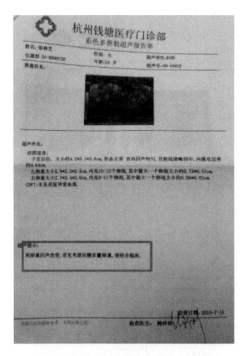

徐林芝检验、彩超报告单（4张）

案例3：宫外孕后再次怀孕，孕期身轻如燕

在遇到《本能论》之前，我是名妇产科的医护人员，也是一位宝妈。2016年因宫外孕做了一次宫腔镜，在没有切除输卵管的情况下完成了手术。术后康复过程中出现了情绪抑郁，每次月经总是延长日期，还伴见左侧疼痛。当时也打过针、吃过药，可效果并不好。就在这时我遇到了我生命中的贵人沐沐，是她告诉我，吃饭是会伤人的，以往的观念里只知道"能吃是福"却不知道"能吃是祸"。在沐沐的引导下，我填写了《本能健康档案表》，接着2018年5月去深圳参加了为期3天的换食学习班课程，在这3天中我如获至宝：原来我们每天只知道要去哪儿吃？吃什么？吃饱没？却从不关注吃进去之后是否能消化？能排出？虽然我是学医的，但受西医的线性思维影响，只知道"头痛医头，脚痛医脚"，完全忽略了病源的根在哪儿。

我刚开始进行调理的前3个月，从难以下咽所换的食物，到肚子饿了偷吃食物，到最后的完全自律，才知道自己身体里藏了太多的垃圾、大便了。在21天未进一粒米的情况下我居然还排了黑便，从每天六七次成型大便，到最后排水便，再到排泡沫便。我与身体链接，关注、体悟自己身体的每一天的变化，我的身体也在慢慢好转中习惯了每天的素食和晚餐的流食，精神状态好，睡觉秒睡，每天2小时的运动，睡前泡脚至微微出汗。严格自律地生活着……

随着国家二胎政策的实施，我也想在自己35岁之前完成生二胎的心愿。虽然有了上次宫外孕后的心里阴影，但在怀孕的问题上我也没有刻意避孕。在一次和朋友打网球的时候，我突然间意识到我的月经已经推迟半个月没来，之后回单位检查，还真怀上了，按日期一推算，差不多怀孕快2个月了！要知道这2个月我打了15场网球，都没把"她"甩掉！怀孕期间我的饮食和以往一样，并无之前的怀孕就要"一人吃两人份"的观念，经常还是不饿不吃。别人怀孕笨重如球，手脚浮肿，而我身轻如燕。我知道是我通过本能换食之后身体的血液干净了，才有这样的结果：真正是长胎不长身！

我整个孕期都是在无比轻松中度过的。2019年1月25日女儿出生了，她眼睛大大的，小脸肉嘟嘟的，非常可爱。女儿出生第一天就给她喝了黄玉杞葛饮，排出了胎便，小家伙很听话，吃饱、喝足、睡熟。月子里我根本也没有大所谓"营养"，只是每天食用简单的素食而已，整个哺乳期均有非常充足的乳汁供宝宝吃。宝贝一天一个样，在5个月的时候，我开始每天给宝贝增加一餐莲子糊，她显然比周围的孩子胃口更好，动作也更加灵巧（案例3图片）。

感恩遇见《本能论新解》，感恩郭老和郭院长！原来身体健康管理是如此地简单明了！自从明白这个道理后，我再也不用三更半夜往医院跑了，没有了无知的伤害。现在，哪怕宝贝偶尔发烧了，每次我都能从孩子的饮食入手，淡定自如地应对和处理。感谢我的指导老师——王小萍老师和谢珍明老师，因为有你们的带领，我们才能在养育孩子和管理健康的道路上真正地成长起来。你们耐心、负责，不厌其烦地指导，无私地奉献着。同时也感谢我自己，当时毫无保留地相信《本能论新解》所传达的理念和方法，才有了今天的美好！管住嘴，迈开腿，少吃、多动，每天做到"三通"，这比吃多少维生素C、戴口罩更重要。每天在单位我总能看到、听到一些让我感到悲哀的事情，我一直向同事重复着《本能论新解》的健康理念和方法，话语简单明了，可是有太多人不相信这个理念，因此也就没有这样的福气了。

《本能论新解》以最明了的内容阐述了生命的真谛，解释了疾病的真相，传递着健康的真理，就如一条大道摆在了我们的面前。我们相信，郭老"天下无医，生民无病"之宏愿一定能实现！

分享人：李姗姗
2020年8月8日

案例4：高龄产妇，轻松度过孕期

天下所有的母爱和母亲都是伟大的！从十月怀胎到养育，这一路的艰辛只有经历了才会真正明白。

我看到很多孕妇怀孕时呕吐、睡眠不好、胃口不好、便秘、水肿等各种各样的孕期症状，因此我认为怀孕是很辛苦的，对怀孕之事感到有点恐惧。加上我自己曾经有过各种亚健康症状，说实在的，我也认为自己不适合怀孕；再者我觉得自己年龄已大，本来也已经不打算要宝宝了。我庆幸自己遇到了本能系统医学健康调理，宝宝来得恰当其时。我在不知不觉中怀孕，轻轻松松度过孕期，仿佛一眨眼孕期就过去了。我整个孕期都没有出现呕吐、水肿之类所谓的妊娠反应，胃口倒是有点变化，想吃有味道的、酸的，以及米饭。

2017年4月（当时40岁），因例假2个多月没来，我以为肚子里长了什么东西，去医院检查，才知道已经怀孕2个多月了。记得我当时都蒙了，反复问医生，再仔细看看，不可能吧？医生一脸疑问看着我："你自己不知道吗？你没做孕前产检吗？没吃叶酸？你一个高龄产妇，这样很危险的……"医生问我一堆问题，然后就叫我做唐氏筛查（唐氏综合征产前筛选检查）。我告诉她，下次再来，今天没准备，拿着单子就飞跑出医院了。

我现在回忆起来，自己还总会发笑：我根本不认为自己会怀孕。那段时间我总感觉肚子胀胀的，以为要来例假了，每天艾灸肚子1小时以上。就在去医院检查的前几天，我还曾经拿拍痧板使劲地敲肚子，敲的力量很重，幸好没把宝宝"敲"掉。

怀孕前我用本能功能性食品调理身体已经有大半年了，很多亚健康症状都消失了，特别是以前一直严重困扰并影响生活的痔疮也慢慢消失了。因此，虽然宝宝来得有些突然，但心里一点都不感到恐惧。

后来每次我去医院做产检，医生最不喜欢我。因为我经过换食调理后，我对自己身体的变化心里有底，所以总是"偷工减料"，很多检查项目都不做，也不定期去产检，但每次去检查的时候，都是"一切正常"。好多人都说怀孕前3个月胎儿不稳定，要处处小心翼翼，然而我却是一个大大咧咧的人，就这样糊里糊涂度过了，该干的、不该干的，都干了，没一点反应。每天跑步、运动、泡脚、艾灸。我因为待在老家（农村），每天还要提好几桶水上楼。怀孕2个月的时候我还痛痛快快地跑去北京玩了一趟。在深圳，我经常挺着个大肚子去运动、爬山，一个人不亦乐乎地去逛街，去菜市场、超市买喜欢的菜，自己轻轻松松忙家务，怀孕似乎对我生活没有一丁点儿影响。离预产期不到1个月的时候，我妈才过来照顾我。

怀孕后，我在饮食方面没有特意地改变什么，只是本能换食调理的功能性食品，对我而言，必不可少。日常饮食，我每天以蔬菜、水果为主，莲子、稀粥、面食、山药粥轮流吃。我馋海鱼，所以偶尔会吃点，但我知道怎样去平衡这些饮食，不会多吃海鱼。在一般人看来，我吃的压根就不是一个孕妇"补充营养"的饮食，没有肉、蛋、奶、鱼，没有加餐。她们不明白吃、动、排平衡的重要性。其实一个人身体通畅了，吃什么都是有营养的。我自己身体的能力知道吃什么才是对的，身体会告诉我：这样吃很舒服。

2017 年 10 月 29 日，宝宝（案例 4 图片）同我们见面了，很白净。宝宝出生后的第一口食物，就是爸爸喂的白开水加本能合剂。宝宝很乖地喝了几次，排了很多次黑色、沥青一样的胎便之后才开始喂宝宝母乳。在医院呆的那几天，宝宝特乖，不哭不闹。我每天就是吃本能合剂、山药粥、蔬菜、水果、莲子，吃饱。

很多人，包括我以前的认知，觉得生孩子同年龄有必然的关系，其实不然。当我们认识了生命，读懂了身体，才知道怀孕最重要的条件是要有一个健康的身体。宝宝的孕育过程同母亲身体内环境干净与否息息相关！一个人要怎样才算是真正健康的？要怎样才能算身体内环境干净？我的体会是：得观念通后亲身去体悟。建议有缘人用心学习郭老和郭院长的《本能论新解》。这辈子最值得我炫耀的就是读懂了生命的智慧！

分享人：向晨

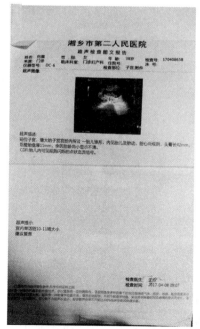 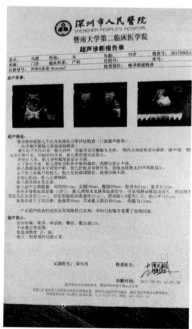

向晨超声诊断报告单（2 张）

案例 5：儿童过敏性紫癜、荨麻疹

写这个分享是想让和我一样遭受病苦折磨的朋友早日得到解放，通过换食（本能系统医学换食养生调理）能让自己和家人获得健康，对于比较困难的家庭而言，可以省很多医疗费用，还避免了药物性伤害。

我是河北承德人，说实话刚开始我也不太相信通过食物调理就能使疾病痊愈。当我阅读了《本能论新解》这本书以后，我决定试一试书中介绍的理念和方法。因为我自己一身的病：高血糖、甲减、甲状腺结节、乳腺结节三级，也用过各种方法治疗，但还是老样子。针对高血糖，我打过胰岛素，吃过中药、西药、偏方等等，可是高血糖都没有好转，再说降糖药还有副作用。至于甲减，我去医院治疗，医生开了西药优甲乐。医生说只能控制甲减，但不能彻底痊愈它。至于甲状腺结节，只能等结节长到一定程度做手术，然后每年复查。乳腺结节已经三级。面对自己一身的病，我心里真的很着急，因为家里还有两个女儿需要照顾。大女儿出生时因窒息导致脑瘫不能自理，小女儿才 7 岁，如果我身体垮了，孩子怎么办？在这种情况下，我就抱着试一试、"死马当活马医"的心态决定换食以调理自己的身体。

这期间我的小女儿（案例 5 图片）正好因为吃多了零食腿上起了很多小红点子，因疫情原因也没敢去医院，我在网上一查，觉得小女儿的疹子像紫癜的症状。我把小女儿的情况和换食指导老师说了，指导老师说让孩子也换食。可是我家里人不同意、不理解，而且我也没把握能让孩子在饮食上按照规矩进行调整。但是我知道如果去医院治疗紫癜，用的药副作用大不说，还很难治，得花很多钱，而我家里本来就很困难。我一想，为了孩子好，我狠点心，如果她不听话就想办法吧。我顶着家人反对的压力，也让孩子开始和我一起换食。不到 4 天，孩子身上的红点子就开始变淡，坚持给孩子调理了一个多月，孩子身上红点已经逐渐消失。令人感到更加惊奇的是，孩子一年多来经常发作的荨麻疹也通过这次本能换食（从 3 月 10 日到现在）逐渐痊愈。我知道荨麻疹可难治了，孩子原来吃过中药、西药、偏方，但都不管用，一到春、秋季就更严重，孩子身上痒得受不了，经常一到半夜孩子就让我帮她挠，一挠一个大肿块，大人、孩子都睡不好觉。换食至今，孩子的荨麻疹从来没有发作过，这太让我感到意外了。

我自己也通过指导老师的一步步换食指导，把降糖药和优甲乐都停掉了，血糖已经调理到正常范围，每天我感到轻松，精力特别充沛。我非常感恩本能系统医学带来的"大道至简"，同时也感谢自己能有缘接触并相信《本能论新解》。我因为认

真践行了《本能论新解》的理念和方法，才有了今天的收获，不用再忍受西药副作用的伤害与折磨。

分享人：赵莲桦

案例6：儿童性早熟

2016年，我女儿9岁，暑假时她奶奶先发现小家伙胸脯碰到桌子就会喊疼。我女儿的奶奶给我女儿洗澡的时候已经明显地看到乳房开始鼓起来，摸起来里面还有一个硬核。当时孩子的奶奶很紧张，因为她自己个子不高，只有一米四九，她担心遗传给孙女。我女儿从小都是跟着她奶奶过，幼儿园也是在她奶奶家的学区就读。孩子特别喜欢吃虾米、鸡翅、牛奶，当奶奶的隔代亲，很顺从孩子。我先生带着孩子偷偷到医院去做了检查，医生告诉他，孩子卵巢都有点开始发育，骨龄也偏大，说孩子个子以后长高不了，能到一米五几就不错了，不可能达到一米六以上。医院还给孩子配了一些中成药。恰巧那个时候我刚刚开始本能系统医学的学习，到北京参加第七期换食学习班。我回到家后，孩子告诉了我，她到医院检查后医生讲的这个"事实"。现在4年多过去了，到现在我还清晰地记得女儿当时那恐惧无助的眼神。

我是2013年就接触了《本能论》，在郭达成院长的帮助下，经过9个月的调理，我的甲亢完全康复。所以内心无比坚定，回家的当天晚上十点半，因为内心着急，我拨通了郭院长的电话。郭院长安慰我，让我不要着急，他说导致孩子早发育的原因就是饮食不当。我说"孩子骨龄偏大和卵巢也提前发育了"。郭院长让我在心里先放下这些指标，改变孩子的饮食习惯。把孩子身体的垃圾毒素排出去，其他的担忧都是无用的。

当时郭院长只建议给孩子用强生粥。我知道强生粥很便宜，那时候我对《本能论》还没入门，按老百姓常规思维，贵的一定是好的。因此我向郭院长提出，要不要用更好一点的换食食品？郭院长很果断地跟我说，不用贵的了，只要用好强生粥就可以，强生粥只是个帮助身体的工具。就这样，我让孩子早晚用强生粥代餐，一个多月以后，女儿的乳房完全平了，又变软了，硬核也没了。今年13岁，女儿才开始来例假，个子也长到了160cm了。其实很多所谓的预判指标只是一个假象，如果我们能够及时反省，唤醒孩子身体的本能，不让孩子身体产生自身中毒，那么所谓的早发育只是一个错误的说法。

女儿虽然一个多月早发育现象就消失了。但是当我听到郭院长说这是孩子身体自身中毒的一种表现，我就下定决心给女儿进行一个长期的调理，前后总共坚持了8个月。也是从那个时候开始，我们家再也没有味精，没有肉、蛋、奶、河鱼、海鲜，孩子从一个小胖妞变成了苗条的小天使。慢慢地再也看不见她脸上那黑黢黢的、灰蒙蒙的"油"，皮肤也回归到了儿童应该有的红润。女儿的大便从前一直是个大问题，几乎每天都是羊屎粒，很干、很硬。在调理的过程中，她还排过很粗的大便，抽水马桶都冲不下去，大大的一长条。现在想起来，真的是难为小家伙了，每天揣着一肚子的大便在生活。因为我的错误饮食观和孩子生下来以后的错误饮食，导致孩子弱视和远视，且远视后来发展成为近视。其实这些都是孩子血液中有垃圾，使眼睛得不到新鲜血液的濡养。给孩子调理以后，孩子不仅没有了早发育现象，鼻子里的鼻息肉也不见了，晚上也不再用嘴巴呼吸，呼吸声也听不见了。这也要谢谢诸暨中医院傅锡品医生，他建议我不要给孩子做手术以免给孩子留下后遗症。自从我们学会正确进食以后，孩子极少感冒、发烧。不管孩子的学校流行什么病，我的孩子都不会被感染。

每每想到家里人的收获，我心中便充满感恩之情。在我内心深处，郭老就是我们家的长辈，郭院长和王小萍老师就是我们家的亲人。在我最忧虑、最无助的时候，是这些亲人伸出了援助之手。

这一生来到这个世界上，非常值得，让我遇到了《本能论》，不仅自己能够收获健康，还能帮助别人收获健康。自从我女儿收获健康之后，我还帮过3个小朋友，同样用一个多月的时间，通过用本能功能性的食品，采用换食的方式帮助他们彻底地告别了早发育。其速度之快，让人惊讶，同时还帮助孩子的父母们树立了正确的饮食观，于是孩子们就很少生病。这是多么宝贵的财富！

这一辈子我很"富有"，因为我遇到了郭老、郭达成院长，我明白了，如何保护自己和家人，以便活出一个更有价值、更有尊严的人生。

分享人：冯浣如

健康日志节选一：

日期：2016年9月30日

姓名：郭奕荃　性别：女　年龄：9岁

1. 正常体温≤36.5℃（腋下10分钟）

早：36.6℃　　　　中：　　　　晚：36.6℃（晚22点量）

2. 脉搏数（1分钟）左手：早八点：90次，晚21：30：82次　右手：早八点：

90 次，晚：80 次

3. 大便：

　　3 次，深黄色，水便、散便都有

小便：　　多次

（大便必须描述次数、颜色、气味、溏稀、成型、黏滞、顺畅程度）

4. 饮食细节：

早：绿粥，包心菜

中：米饭+叶菜一小碗

晚：绿粥一包，打了半根香蕉

5. 原体重（千克）：30.5

　　现体重（千克）：26.5

6. 原血压：现血压：

7. 原血糖：现血糖：

8. 换食或调理第（30）天

9. 运动情况：跳绳 2000

10. 个人感受：（按个人和原来对比如实描述）

喝水 3500mL。今天乳房里面的核不硬了，变软。质的一个变化，开心。大便从羊屎粒到一大条，到正常的粗细。排便越来越轻松，每天能保证 2 次以上。已经习惯了吃素，早上吃绿粥也比较自觉。学校里能自觉吃素，真的要为女儿点赞。

健康日志节选二：

日期：2016 年 10 月 15 日

姓名：郭奕荃　性别：女　年龄：9 岁

1. 正常体温≤36.5℃（腋下 10 分钟）

早：36.5℃　中：　　晚：36.4℃（22：00 点量）

2. 脉搏数（1 分钟）左手：早 7：30：77 次，下午 4 点、晚 21：30：73 次　右手：早 7：30：86 次，下午 5 点、晚：77 次

3. 大便：

一共 10 次，前面 6 次都是毛毛虫状的大便，第八次开始糊状大便

小便：　　多次

（大便必须描述次数、颜色、气味、溏稀、成型、黏滞、顺畅程度）

4. 饮食细节：

早：绿粥一包

中：米饭+丝瓜包心菜

晚：一包绿粥

5. 原体重（千克）：30.5

现体重（千克）：25

6. 原血压：现血压：

7. 原血糖：现血糖：

8. 换食或调理第（45）天

9. 运动情况：跳绳2000

10. 个人感受：（按个人和原来对比如实描述）

今天喝了4500mL的水，乳房突出已不明显，碰到硬物不再疼痛。脸色干净很多，晚上睡觉不打呼噜了。女儿很开心，因在班上交了个好朋友；我感觉女儿十分珍惜，谈论起来滔滔不绝。

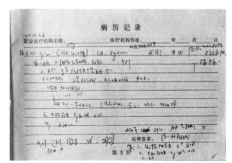

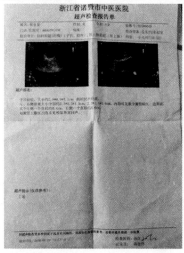

郭奕荃病历记录和检验、超声检查报告单（3张）

案例7：复杂的儿童反复高烧（高烧时体温计断格）

2020年2月19日建立健康档案：

姓名：王建辉　性别：男　住址：河北沧州　年龄：14岁

主诉：连续几个月反复发烧（白天体温基本正常，每到夜间定时高烧，体温39℃以上时体温计水银柱显示断格），伴见鼻窦炎、胃炎。

现病史：高烧39.2℃，头疼。

既往史：从小发烧咳嗽多，一般是采用打针、吃药处理。近半年因反复发烧住院3次，时间分别为2019年9月23日—10月2日，2019年10月14日—10月21日，2019年11月9日—11月16日。

饮食习惯：米面、蔬菜、水果、豆制品、坚果、干果、肉、蛋、奶、油炸食品、面包蛋糕。

其他：身高156cm，体重51千克，血压、血糖、脉搏未测量。大便每天3次，便干，黑色，成形。头疼，经常口腔溃疡，尿频，尿急。2019年连续发烧住院治疗后体重增长约10千克，曾经使用激素地塞米松、退烧药等。

现服药：中成药服用1个月，2020年2月17日-19日发烧服用布洛芬。

调理方案：本能系统医学药食同源食疗方每天1付，自行购买。煮两次，共计得2000mL汤，分5次一天喝完。多喝枸杞水、蜂蜜水、苹果汁、薏仁水、绿豆水、百合水，不限量。其他任何有形食物暂时不吃。每天泡脚1小时以上。在患儿能力范围内进行足量有氧运动。多喝食疗方水，保持每半小时内一次小便。

调理期间体温变化记录：

2月18日：早上36.3℃；中午36.4℃；20点发烧39℃（体温表断格显示），0点退热36.4℃。

2月19日：早上36.3℃；中午36.5℃；20点发烧38.9℃；0点退热36.2℃。

2月20日：早上36.4℃；中午36.5℃；20点发烧39.0℃；0点退热36.1℃。

2月21日：早上36.1℃；中午36.7℃；21点发烧39.5℃（体温表断格显示），0点退热35.6℃。

2月22日：早上36.3℃；中午36.9℃；21点40.0℃（体温表断格显示），凌晨1点多退热36.0℃。

2月23日：早晨36.4℃；下午15点发烧38.5℃；18：30退热36℃；21点发

烧39.1℃（体温表断格显示），0点退烧36.2℃。

2月24日：从早上36.3℃；中午发烧39℃，18点退热36.2℃；21点发烧40.0℃（体温表断格显示）；0点退热36.2℃。

2月25日：从早上到中午36.3℃；中午36.4℃；20点发烧40.0℃（体温表断格显示）；0点退热36.2℃。

2月26日：从早上到中午36.3℃；中午36.4℃；18点发烧37.5℃；0点退热36.2℃。

2月27日：早上36.4℃；中午36.5℃；下午36.5℃；20点发烧42.0℃（体温表断格显示），23点半退热36.4℃。

2月28日：早上36.3℃；中午12点36.5℃；20点半36.5℃；22点半36.7℃；23点半36.7℃。

2月29号日：早上8点半36.4℃；15点36.6℃；19点半36.5℃；21点半36.7℃。

3月1日：从早上到中午36.3℃；中午36.4℃；20点发烧40℃（体温表断格显示）；0点退热36.2℃。

3月2日：从早上到中午36.3℃；中午36.2℃；晚上36.5℃正常。

3月3日：早上36.5℃；中午36.2℃；晚上36.6℃正常。

3月4日：早上36.3℃；中午36.2℃；晚上37.2℃。

3月5日：早上36.3℃；中午36.5℃；晚上36.2℃正常。

调理指导小结记录：

河北省沧州市王建辉，14岁。从2019年9月开始连续几个月晚上反复发高烧，每到夜间基本定时发高烧，体温39℃以上，体温计显示水银柱断格。

父母带着孩子到过多家大医院诊疗，去过沧州市中心医院、沧州儿童医院、沧州中西医结合医院、北京儿童医院，均查不出原因。医生对此高烧现象无法解释，医院使用抗生素、激素退烧，均不能使之康复，反而由于激素的使用让孩子体重短期内激增10千克。后来转看传统中医，用了中成药一个月，还是无法解决孩子反复高烧的问题。

2020年2月19日孩子妈妈找到了北京本能系统医学研究院健康指导王小萍老师，王小萍老师审阅孩子的健康档案及相关资料，在全面了解情况后，免费给孩子开了食疗方进行调理，全程免费指导服务。

调理过程中家长和孩子都很配合指导老师，通过15天换食调理，孩子的身体能力得到提升后，各方面情况也都越来越好，解决了孩子"入夜即烧"的症状。今日

（2020 年 5 月 2 日）回访，家长告知我们，孩子情况一切正常，调理后至今两个月期间未再发烧。

健康指导师：刘超良

（微信截图分享见于公众号"本能系统医学案例库"2020 年 7 月 18 日文章《超常发烧案例分享：一例让各大医院束手无策的循环高烧》）

案例 8：儿童"癫痫"调理分享

2019 年 11 月 1 日，早上 5 点半左右，突然听到孩子发出像在赶走什么东西的声音，很沉、很大声，孩子眼睛睁得大大的，嘴里不停发出声音。喊也喊不醒孩子，掐他人中也不醒，孩子像是睡得很沉，二三分钟后闭着眼睛，又像是正常睡觉的样子。起床后量了体温 37.5℃，一直趴着昏睡。上午 9 点半左右时，孩子又突然发出声音，眼睛睁开，嘴角、脸部向右抽，来回抖动，嘴里流出口水，大概十几秒后孩子又闭眼睡，脸部恢复正常。

下午 3 点多孩子又抽搐了 1 次。孩子爸说联系了医院的熟人，接着送去了医院，当晚又抽了 2 次。入院后按医生要求做了血样各种检查、腰椎穿刺、拍胸肺片、心脏彩超、脑电图、脑部磁共振等检查。最后医生说怀疑是病毒性脑炎，需要连续打针一个疗程，10~14 天。就这样孩子在医院打了 8 天针：每天 3 次抗病毒药阿昔诺韦，2 次降颅内压药甘露醇，口服 3 次维生素 B_1 和脑营养西药，孩子情况一直没有好转，每天仍旧抽搐 3~5 次，期间主治医生还安排给小孩打了镇定剂。

这段时间我一直在看《本能论新解》，学习健康知识，我在微信里向本能系统医学王小萍老师咨询。王老师说到了不当的治疗和用药很可能给孩子带来极大的伤害，我坚信王老师的说法，每天必须系统地从饮食和大便、小便、出汗、体温入手帮助孩子保持身体的全面开放，才能真正帮到孩子。孩子打针到第 9 天时，我看到孩子还是那么抽搐的样子，我实在有点无望了，决定放弃目前看起来根本无效的治疗。办理出院前医生劝说我们，怀疑孩子是得了病毒性脑炎继发癫痫病，很严重，建议打完一疗程针后再开西药回家继续吃，说癫痫病得吃几年的药，也有吃上一辈子的，即使这样，也只能是每次控制病情。

办理出院回家后，我们严格按照王老师的指导进行饮食调理。孩子从每晚抽 3 次，到 11 号抽 1 次，12 号就没再抽搐了。王老师继续开食疗方进行饮食和方法上的指导。孩子的身体恢复得一天比一天好。一直以来孩子睡觉经常有半夜冒很多虚汗、背部发凉的现象，经过这十几天按照王老师的指导方案调养，孩子睡觉不出虚汗了，整晚背部暖和。观察到孩子唇色变化也很大，原来孩子唇色长期乌红，现在粉红。一天天孩子的身体整体状态都在向好的方向改善和发展。

作为母亲，这次经历使我难以忘怀：面对错误和正确的选择，一个是地狱，一个是美好的人间。真的不敢去想象，如果没有郭老的《本能论》，没有郭院长的传承和发扬，没有指导老师们孜孜不倦的传播和亲人一样暖心的专业指导，我们肯定难以度过这次难关。没有你们的帮助，我的孩子一辈子就会被扣上癫痫的帽子，我的家很可能再也不会有欢声笑语了。

感恩生命中遇上《本能论》，遇上各位善良、专业的健康指导老师！

曾丽君

2019 年 11 月 29 日

（微信截图分享见于公众号"本能系统医学案例库"2020 年 2 月 24 日文章《一念天堂 一念地狱》）

案例 9：高烧儿童痊愈后妈妈的分享

我是《本能论新解》的受益者。我儿子 10 岁，2019 年 12 月 28 日出现轻微的咳嗽，体温 38.6℃，我查看了他舌苔发白很厚，断定是积食了。28 号晚饭没有给他吃，给他冲泡了半包杞葛饮（怕他吐，少量多次给，事实上这样做，量不够），给他泡脚发汗，让他大量喝水。

29 号早上体温超过 38.8℃，按照我以往经验，继续断掉孩子有形、有负担的食物，采用杞葛饮少量、多次服用，但孩子体温继续上升，下午 5 点半时，体温达到 39.9℃。这时候我的家人要求马上送孩子去医院，然而因我有孩子年初住院的令人恐惧的经历，我决定再观察一下孩子的病情。

下面交代一下年初让我感到很恐惧的经历：2019 年大年三十，我儿子因为高烧，住进某医院，各种药水整整打了 7 天，孩子双手背、手臂上的血管都扎了个遍，24 小时不间断地输液，孩子两条胳膊和双手手背全是肿的。当时孩子出点汗，温度就降一些，过后又是高烧不退。其实当时出汗就是身体的本能在排异，但是我当时不懂啊！一瓶瓶冰凉的药水输进孩子身体里，手脚冰凉，就用热水袋暖着。当一种退烧药用的次数已经超限，就两种退烧药交替使用，这样儿子反复高烧整整 6 天。做了大小各种各样的检查，依然查不出是什么病毒？医院还一度下了病危通知，最后的出院诊断一栏写着"脑炎"，打了个问号。出院时住院部的医生还开了一个大型核磁共振检查单，让我们出院半个月以后去门诊做这个检查，想起孩子这几天"挂水"的情形，我们没敢再去做出院后的检查。现在儿子发烧又接近 40℃，既往的经历让我感到很恐惧，再去"挂水"，是不是又重蹈覆辙呢？

正因为我心里有这个阴影，所以儿子的体温一旦超过 39℃，我就感到很害怕，我立刻求助本能健康群里的指导老师。指导老师把我拉入了急性症状群，指定呼延老师专门指导我和孩子，以下是老师给出的发烧急性症状处理方案，以及孩子 5 天来的急症日志，希望对大家有帮助。

调理方案如下：

早餐：黄玉杞葛饮 1 包，苹果汁、梨汁、蜂蜜水不限量喝。

中餐：黄玉杞葛饮 1 包，枸杞水、苹果汁热喝。

晚餐：黄玉杞葛饮 1 包，多喝温开水，睡前两小时可少喝。

每天保证喝够足量 40℃ 左右的温开水（喝至每小时均有一次以上小便），枸杞子每天 150 克泡水喝，不吃渣，每天晚上 9 点前用当归玫瑰超微足浴粉 1 包泡脚至身体微汗出，水温控制在孩子能耐受的范围内……

调理加巩固几天后，儿子体温完全正常了。通过我儿子年初那次和年末这次发烧对比来看，年初西医运用打压、对抗的方式，并不能有效地消除症状，而且各种的药水和检查给孩子的身体造成了极大的伤害：孩子出院以后身体非常虚弱，走路都好像是飘在水上，点着水走似的。出院后又用中医调理了半个月之久。

年末这次儿子发烧，我们利用本能系统医学理论，用功能性食品和药食，顺势利导地帮助孩子身体一把，及时代谢掉体内垃圾和毒素，打造一个清洁的身体内环境，让所谓的病毒、细菌无处藏身。以"只给帮助，不给伤害"的方式，5 天里孩子没有吃任何所谓日常食物，只喝杞葛饮、枸杞水、蜂蜜水，各种鲜果汁帮助孩子身体代谢和排异，5 天内排大便整整 28 次，超乎了我的想象。但是体重没有明显的减轻，孩子的精神却一天比一天好。

在孩子高烧的这几天里，指导老师一直给我说，不用担心，只要按指导规程来，照做、守规矩，用无伤害、只提供帮助的药食，管理好身体"三通"（大便、小便、汗腺）就不会有事。可我还是不放心，每天晚上最少起来两次，摸孩子的额头是否过烫，手脚是否温暖？担心他又高烧不退。调理的前两天半夜的时候，体温会降下去，有时早上又会烧起来，这就是老师们说的患者身体垃圾毒素没有代谢干净以前发烧会反复！继续帮助身体循环、代谢。身体是智慧的，当身体有自身不需要的东西时，它就要用发烧来表示它的"不爽"，虽然我的认识很简单，但我理解这就是排异，而且我明白，此时的坚持就是"守得云开见日出"。

分享人：石磊

（微信截图分享见于公众号"本能系统医学案例库"2020 年 1 月 10 日文章《10 岁孩子高烧指导完整过程》）

案例 10：8 个月的婴儿高烧、出疹

调理过程说明：

宝宝 2018 年 6 月 24 日下午 4：30 发烧 38℃，晚上烧到 39℃，期间喂了 2 次合剂，半夜拉了一次大便，白天正常排便 3 次，到凌晨 5 点体温 36.6℃。

25 日早上给断食一餐，10：00 喝了枸杞水 150mL，中餐和晚餐稀稀的莲子粥各 200mL，到晚上体温为 36.5℃，全天排了 4 次大便。

之后的几天早上宝宝起来脸上会有点点红印，但一会儿就没有了，因为宝宝总揉脸，没在意，到 29 号早上，脸、全身有红点，块状。

第一天：出疹子（案例 10 图片 1），上午给宝宝喝了 150mL 合剂。

第二天：宝宝下午喝了 120mL 合剂，宝宝脸上、身上出来很多疹子（案例 10 图片 2），有点吓人，当时咨询了洋芋子，她回复说，"没事"，排出来就好了，慢慢疹子就会退掉，做好饮食调理即可.

出疹子第四天，宝宝身上只有一些印子了（案例 10 图片 3）。

"宝宝这次整个过程状态精神都很好，健康从娃抓起，阻止亚健康源头。只给帮助不给伤害的顺应身体本能。这么好的方法，是百姓之福！有何理由不好好传承？有何理由不好好分享？有何理由不好好学习？有何理由不好好帮助更多人呢？我们每个人都是受益者，都有职责好好传承下去，给子孙后代一个健康身体。"

（微信截图分享见于公众号"本能系统医学案例库"2019 年 12 月 20 日文章《8 个月宝宝发烧出疹子 3 天竟然痊愈，是怎么做到的?》）

案例 11：宝宝心肌炎调理分享

含含刚开始生病是在 2017 年底。那时候我是真的一点办法都没有，我不知道她为什么生病，也没想到会这么严重。而且当时检查出来的时候我并没有把这当作一个大毛病，但是我们余杭医院的医生给出的结论是，要到杭州的大医院去复诊，我才意识到，原来女儿心律不齐是如此严重的一种情况。

含含经杭州儿童保育院各种仪器检查之后，专家也没有给出一个治疗的方案，我再三追问医生，医生也给不出一个答案来，他说引起含含毛病的原因不清楚，可能是心肌炎引起的。然后就开了一些治疗心肌炎的药，让含含吃 1 个月试试看，至于能不能治好呢，他也不确定。我现在回想起来，他确实不知道是什么原因引起含含毛病的。如果他知道，自然会有相应的治疗办法。

我开药回家后，左思右想。虽感到害怕，但我知道，如果不明不白吃 1 个月西药，且不说能不能好，这些化学药物对身体造成的伤害是无法想象的。我深知西药对身体的危害，含含之前已吃过很多西药，从七八个月开始得第一次肺炎，到后面又患了两三次肺炎，咳嗽不断，经常发烧。含含每次吃完西药之后，身体会有各种不舒服的反应，胃口也越来越差，越来越挑食，只喜欢吃一点点肉，蔬菜、水果几乎都不愿意吃（后来我经过本能系统医学学习，才明白是我无知且错误的饮食喂养习惯造成的，这是我作为母亲的失职！）。我想中医或许有办法，非常幸运，我脑子里闪现出教我艾灸的章幼女老师。章老师充满智慧，她马上给我推荐了我们大医传承的吴兰英老师帮我问诊，接下来便是由影响我一生的恩师冯浣如老师对我们进行一直的帮助和指导。刚开始我也不确定含含能不能好，那时我虽很无知，但却非常相信本能系统医学的理念和方法，因为感受到大家都很真诚地在帮助孩子们。

下面我说一下含含的一些变化吧，她从刚开始不喜欢吃饭，通过药食调理之后慢慢变得特别喜欢吃饭，体重下降了，肚子变小了，黑眼圈淡下去了，眼袋消失了，头皮没有臭臭的味道了。通过近 7 个月的调理，含含身体整体状况越来越好，她刚开始心律不齐的时候心脏跳的特别快，而且不均匀。在给她调理的过程中，慢慢地含含的心跳越来越稳定，心跳速度很均匀，没有之前突然一下子快、又突然一下子慢的情况发生，而且至今都没有生过病。

如果不是查看以往的健康日记，我都要忘记她以前生病的样子了。因为平常都在写含含的健康日记，随时给她检测体温，当她体温稍微高一点的时候，就会去观察她的饮食是不是哪里有问题了，就能很及时地为她进行调整。还有她的大便问题，原来也是不正常的，比较硬，有时好几天一次。以前我觉得一天一次就是正常的，现在知道一天要两三次或者更多，肠道排干净了，才叫正常。之前她情绪也不是很好，整个人比较躁动，坐不住，还经常容易闹脾气。现在含含情绪很好，一直都很愉快。如今含含体力也很好，之前她很不愿意走路，因为走走她就感觉到很累，而现在走多少路，她都没有感觉，跑步也快多了。而且我发现她记忆力也提高了，比原来记东西快。睡眠也好了很多，入睡很快，而原来她入睡的时候要躺在床上辗转反侧很长时间睡不着，很磨人。此外，原来她动不动就打喷嚏、鼻塞，现在这些都没有了。至于她的胃口，就更不用说了，真是吃嘛嘛香。其实孩子肠胃好了，自然就不会挑食。

我现在才明白，人的身体要整体地看，大便、小便、汗腺每天通畅，体内不存垃圾毒素，再加上饮食正确、运动适量，身体自然健康，哪还会生出这些毛病啊！非常感恩郭生白老先生的《本能论》！感恩郭达成院长的"只给帮助，不给伤害"的理念和方法！感恩冯浣如老师的无私帮助，感恩冯迪飞、吴兰英、章幼女等老师的付出，才使得含含和无数被病痛折磨的孩子们收获健康、保持健康！祝愿大家一生幸福安康！

《本能论》受益者：王建

（微信截图分享见于公众号"本能系统医学案例库"2019 年 11 月 7 日文章《心肌炎调理分享》）

案例 12：流感发烧症状调理分享

今年冬天东北地区流感暴发，学校的学生有 1/3 都发烧咳嗽，学校通知各位家长，让发烧的孩子在家休息，感冒的孩子上课必须戴口罩。我暗自窃喜：我的两个孩子安然无恙。我自认为我的孩子在家吃饭，而且饮食清淡、易消化，每天都让他们多喝水、多排便，一定不会有问题的。然而出乎我意料，上周四，也就是 12 月 5 号，我 15 岁的女儿发烧了。之后我查找原因，得知孩子补课的时候偷吃东西积食了。

晚上孩子补课回来已经是 8 点多，她进屋就说冷，我也没在意。我以为她说冷是因为这两天降温了，最冷时温度达到零下 20℃。晚上孩子写作业的时候，我发现她趴在桌子上而且脸色发红。我拿出体温计让她测一测体温。一看测出的体温，我吓了一跳，孩子发烧 39℃。尽管很惊讶，但我还是很淡定。我在深圳调理群里学习了一年多，而且从群里指导老师处理发烧的案例中学到了很多知识。我仔细回想群里指导老师们指导很多孩子发烧的处理过程。我先给孩子冲了两包合剂，接着又冲了一大杯枸杞水，孩子喝完之后，我就让她洗漱，早点儿睡觉。第二天早上，又测她的体温，为 37.5℃。孩子又喝了两包合剂，之后上学去了。中午放学的时候她的体温为 37.6℃，中午继续给她断有形食物，只让她喝合剂、枸杞水……各种能量水。下午 4 点多的时候，孩子开始第一次排便，先是条状便，接着是稀便，然后是水便、泡沫便。我让她不停地喝水，到晚上一共排了 6 次大便。第三天早晨她的体温为 37.4℃，我把孩子的健康日志发到群里，文老师指导我，让我给孩子泡脚以增加循环。中午我用足浴粉给孩子泡脚，出了一身汗之后，孩子的体温降到 37℃。晚上再量她的体温，为 38.5℃。这时我有些慌了，怎么不降反升呢？我马上发微信给小萍老师，小萍老师第一时间回复我，她说：没事，保持"三通"，继续喝各种无负担的能量水。小萍老师说的话让我一颗悬着的心落下来了。孩子继续喝合剂、枸杞水、蜂蜜水。这时我女儿开始出现咳嗽加重，流鼻涕，我知道这是身体在排异，疾病痊愈也是有个过程的。我继续照着指导老师的吩咐做，当天晚上我女儿的咳嗽就好了很多，而且咳痰很轻松。次日早上测她的体温，为 36.4℃，我女儿完全退烧了。

我女儿发烧这几天，我全程陪伴。体温从 39℃降到 36.5℃以下，没有吃任何药物，只用药食同源的食物调理。这些手段和方法可能在外人看来，觉得很神奇，但学习过《本能论》者则知道，其实这只是顺应身体，帮助身体本能的智慧而已。"只给帮助，不给伤害"，郭院长这句话不是凭空而说的。在此我要感谢指导老师，感恩本能系统医学大道至简的方法，让孩子远离西药，不受伤害。

自接触《本能论》以来，我深深地感受到它给我们家庭带来的好处。我能待在本能健康调理学习群，真是感到非常的幸运和幸福。所以真的希望每个家庭都能走进《本能论》、学习《本能论》、受益于《本能论》，那么每个家庭都拥有一位能管理家人健康的"家庭医生"。

分享人：王晓波

（微信截图分享见于公众号"本能系统医学案例库"2019 年 12 月 16 日文章《流感每年都做替罪羊——一位学生家长自行处理孩子发烧症状的分享》）

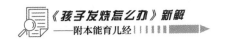
案例 13：高烧处理分享

这次我家老二小米发烧痊愈，我真是非常感谢萍姐的耐心指导。让我彻底明白，万病源于肠道，更让我惊叹，并感悟到生命的智慧和《本能论》的大道至简！

小米第一天白天发烧 38.3℃，我心里感觉有把握治疗她，而且我还自以为是别人传染的，所以就很坦然地入睡了。结果到凌晨一点，我发现小米身上发烫，一量体温，为 40.1℃，然后我心里就有点发毛了。还好当时参加了换食学习，得知即使高烧，也不能用退烧药对抗，课上多次强调顺势利导地帮助身体开放，我就想再观察一晚再说。到了第二天，小米体温降下来了，可是到晚上，她的体温又高达39.8℃，我又不淡定了。就这样反复折腾了 3 天！我心里一直安慰自己，发烧有个过程，但回头一想到孩子没有真正退烧，还是因为我自己不懂得正确的处理，没有完全搞明白孩子身体发烧的原因。

第四天我就赶紧去找萍姐，萍姐当时给我们开了一个食疗方子，我就及时去中药店配方子。当中药店老中医得知这是给 10 个月大的孩子吃的，表示惊讶，看不明白方子的原理。但是因我长期一直受益于萍姐的指导，一直都是相信萍姐的，回家后还是按时、按量给孩子喝了，孩子喝了以后就不停地排便，拉了很多。在给孩子调理的过程中，萍姐坚持让我们给孩子量 10 分钟腋下体温，并按时汇报健康日记，厉害的萍姐从健康日记中温度的变化就能判断出我家孩子喝水不够，这一细心的发现的确神奇。之后我就不停地多给孩子喂水，再加上控制饮食（有负担的有形食物）等一系列"只给帮助，不给伤害"的处理，结果我家小米体温每天逐渐降低，直到痊愈！

在给小米调理过程中，萍姐还中西医结合，建议我带小米去医院检查一下孩子的心肺功能，指导得真是天衣无缝啊！其实我后来得知，萍姐让我带孩子去医院检测，是让我心里有个安慰。因为她担心我怀疑她开的那个药食同源食疗方子，为了让我彻底明白那方子可以让孩子退烧，真是用心良苦啊！其实那个方子是用来调理身体，帮助身体顺势利导地开放自身的。之后我又去了另一家中药店抓方子，别人还问我，你买这些回去煲汤用的吧，听后我心里还美滋滋的。

小米痊愈后，我才明白，首先要搞懂孩子为什么发烧，如果不知道原因，就谈不上治疗。我刚开始还以为孩子发烧是因为传染得来的呢，这一认知的确低下。孩子体内垃圾毒素来源有多个途径，重要原因在于长期给孩子营养过剩，孩子无法利用和代谢掉所产生的毒素，这次小米发烧的主因即在于此。垃圾毒素在肠道积累多了，人们肯定就得病，所以保持肠道干净是多么重要。正是基于"万病源于肠道"

这一基本理论，再加上那张调理方子的作用，小米就不停地排便，直至痊愈，我才知道调理方子就是帮助小米提升能力以开放身体！当肠道干净了，发烧也就好了，这是我个人的理解，也是我第一次真正体悟到萍姐利用郭老"万病一方"的神奇实践！当然了，还要学会转变观念，就如冯浣如老师培训课上说的，转变观念即智慧，如果一味相信西方医学、放弃中医智慧，或者在用萍姐开的调理方子时受到家人反对，或者自己内心不淡定，都是不可取的！回头一想，萍姐的指导其实很简单，就是用调理方子从饮食入手帮助身体，同时自己做好健康日记等，都是些顺势利导的措施。萍姐的这些指导看似简单，实际上是她读懂了身体后，多年利用郭老本能系统医学智慧，用于指导实践和积累经验的结果！我后续定会好好学习，也靠自己的感悟与实践，不断读懂身体，调理身体！

分享：小米妈妈

对话节选（见微信截屏图片）：

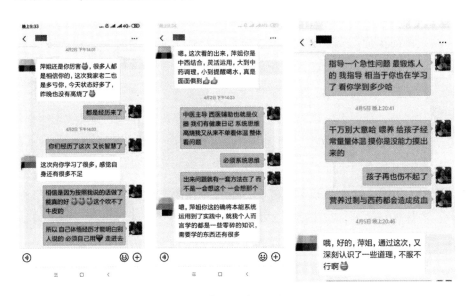

微信截屏图片（3 张）

【案例截图分享见公众号"本能系统医学案例库"2019 年 11 月 23 日文章《宝宝高烧——40.1℃》】

案例 14：智慧母亲的心路历程

大家好，我是兜兜妈，其实我早就想好好写写这一年以来给孩子调理后的受益心得，如今我也是一个受益者，希望通过这次分享，可以唤醒一些需要帮助的有缘人。关于对本能系统医学的认知，一路走来，我是从半信半疑，到知、觉，到现在也会去悟的一个过程，再回头看，一下子觉得它其实是好简单的事，难怪萍姐经常这么说！当看到生命的真相后，便不再会容易陷入复杂的错误认知里！

提笔算算，我在《本能论》的群里呆了整整1年了，回忆起去年的11月份，我记忆犹新，发现我的孩子又一次发烧后，我想起那第三次退烧经历，我已经崩溃、无助、害怕到想丢下孩子跑了，毫不夸张！

由于我自己的无知，我的孩子从添加辅食后便被过度喂养，只要孩子吃，我就喂他。我怕孩子缺乏营养，直到孩子10个月后第一发烧，自那之后，几乎每2个月都要发烧一次。一开始我用艾灸、放血的方法还可以给孩子退烧，两三次后越来越难退。虽然我不认可西医解决问题的思路，但我还是陷入线性思维走不出来，回想起10个月前孩子活蹦乱跳，为何开始经常发烧？我以为是严重的雾霾天，或者是换了生活的城市水土不服引起的。通过各种外求，我还是找不到原因，于是我整天防细菌、病毒感染，每天用滚水消毒孩子的餐具。然后我又怀疑是不是家具释放甲醛的原因？我心里好累好累，冬天出门把孩子捂得就剩俩眼睛，不知不觉中已将孩子养成为温室里的花朵，经不起一点风吹雨打。长达1年多的时间里我都快成精神病人了，我遍找原因，却依然无果，我从未意识到是吃与排的问题。虽然我很少给孩子吃肉，但是孩子一周才拉一次，我竟然没特别放在心上过。在孩子1岁6个月左右的那次发烧怎么都退不下来时，我无奈第一次抱着孩子去了医院。我记得很清楚，那是夏天，我根本没意识到孩子发烧了，孩子外婆说，抱着孩子感觉身上温度高，我毫不放在心上，心想可能是天热的原因。就这样顿顿我还给孩子吃饭，两天后感觉到孩子身上发烫，才去给孩子量体温，也就是这第一回给孩子服用了布洛芬，到了医院，液体还没输上，孩子便退了烧。孩子输了7天液体，我稀里糊涂地又被医生给孩子雾化重组人干扰素。住院期间医生还交代我：给孩子必须补充营养，才能有抵抗力，每天要吃2个鸡蛋黄，喝牛奶。我虽然不赞同医生的说法，但因我搞不懂孩子为何频频发烧，所以没办法我就照做了。

时隔不到两个月，孩子再次发烧不退，束手无措的我又一次无奈地进了医院，去寻求那种假安全感。其实住院无非就是"三菜一汤"，吃上布洛芬，输上液体，就开始一顿抽血、化验。那时候大人再心碎都白搭，看着针头扎进孩子血管里，一次不行扎两次、三次，几个大人摁住一个不会说话、只会哇哇大哭的孩子，真觉得好残忍，看着血一点点被抽走，液体一点点被输入身体里，我就好恨自己让一丁点大的孩子受这种罪。这次住院，孩子发烧已开始反反复复，基本上两天才退，白细胞很低，又引起了咳嗽。医生建议给孩子输液止咳+打升白针。此时我意识到必须让孩子出院了，再治下去问题会越来越多。记得这一次出院后我问过萍姐的，孩子发烧怎么办？好像记得萍姐说，正常体温小于等于36.5℃，我当时根本理解不了，就不了了之。

又隔不到2个月，我因为给孩子游泳、洗澡，第二天发现孩子发烧了，这第三次发烧更让我感到恐惧。孩子又是干烧一晚上，40℃多了，一点不退烧，半夜我抱孩子去住院，布洛芬和退热栓连续用+输液，用了两天两夜，孩子依然高烧不退，最后输激素甲强龙，孩子这才勉强退烧。继而孩子从头到脚出红疹子，拉了满地黄色稀便，尿的颜色深且气味浓。我现在明白了，这其实是身体在本能地排异。当时医生说，如果孩子再不退烧，就怀疑孩子得的是血液病，要给孩子去做骨穿刺了。孩子病房对面的房间，我透过模糊的玻璃，看到有医生压住孩子，在做骨穿刺。那孩子撕心裂肺、无助的哭声，我听得心都碎了，不知道是多大的孩子在受这样的罪，门外那孩子的家长哭得稀里哗啦的。当时我庆幸我的兜兜退了烧，不然他恐怕也难逃此劫！记得当时我要求医生给孩子做各种检查，我就想搞明白，孩子到底哪里出了问题，为什么频频高烧难退？医生开了一堆化验单，我们查来查去，孩子被抽了不少血。我向医生问了一堆问题，却依然没有得到答案！事实上通过药物液体介入治疗后的血象，不管数值正常与否，都是一个假象，甚至很多时候为了立竿见影地取得效果，追求一个好看的化验报告，医生会去用特别伤害身体的药物，这实在不是正确地改善问题的方法，而患者却也在寻求心理安慰，很喜欢看这样的"假数据"！最可怕的是，越治问题越多，当时我孩子的很多项数值都不正常，我百思不得其解，如今我是真的都慢慢明白过来了！

直到又隔一个月，在去年11月份时，孩子又开始发烧了，正如我开头所写，我都想丢下孩子跑了，一切历历在目，简直就是噩梦！

现在事情过去一年了，再次回想那3次入院的强制性退烧，而且还越来越难退。我真的就想告诉所有的家长们，不论孩子是发烧、咳嗽、感冒了，其实都是身体的智慧。我们从来不站在生命的角度来思考问题！问题就出在吃和"排"上，但是人们往往把简单的事情搞复杂了！现在回想起我的孩子初次调理时，停掉他日常错误的饮食，仅仅喝果汁、枸杞水、合剂，孩子居然可以排出那么多的大便，除了觉得不可思议，我都还没有看明白，问题是出在吃和"排"的不对等上，我也一直认为一丁点大的孩子，又不是成年人，哪里会有那么多的宿便呢？在当时停掉孩子日常饮食时，我真的捏了一把汗，害怕极了。但除了靠自己潜意识里的简单相信，我已经是别无选择了，因为我记得很清楚，当时给医生看孩子的各种检查报告后，如果再有一两次对抗治疗，孩子的毛病很有可能会发展为血液病，这对我来说，简直是

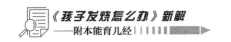

五雷轰顶，非常后怕，想起来就后背发凉，怕养不活孩子了……

从接触本能系统医学后，在群里每天爬楼看学习资料，有段时间我如饥似渴地学习，萍姐说的一些话，让我如醍醐灌顶，恍然大悟。同时在接受萍姐给孩子的指导中也越来越意识到，的确太多人都走入了误区，人们都在追求补充营养的路上，却没意识到身体的"交通"早已堵塞，身体有不舒服症状出现，就是在为我们报警，可惜太少人读懂这讯号，或者不舒服时直接采取对抗压制。例如疼痛止痛，咳嗽止咳，这些症状的出现，其实都是肠道有问题啊！人们如果长期吃错、吃太多还排得少，久而久之，其实就走在了慢性自身中毒的路上。所有的不舒服其实就是身体已经出现了障碍而已。人并非每天排一次便就是正常的，一日三餐，有吃，有消化、吸收，就一定有残渣需要排，几十年里每天都留一点残渣在肠道，身体24小时每分每秒都在不断地吸收肠道毒素，血液变得不干净，细胞不健康，五脏六腑如何能得到滋养呢？养鱼的水都脏了，不换水，却不断地给水撒药、换鱼，只会越治问题越多，问题始终得不到解决！如此不就是把简单的问题复杂地对待了吗？其实人类一切的问题就是简单到吃与"排"，饮食做到吃和"排"的平衡，疾病才不会找上门！

以前我自认为我的育儿观念很正确。那些垃圾零食、乳饮品饮料，我从不给孩子吃，什么油炸食品，绝对远离，偶尔会买点溶豆，仅此而已，多吃应季水果、蔬菜，吃自认为优质的肉，以为这样就能保证孩子健康。这一年里通过萍姐无数次的耐心指导，我才学习到了什么才是真正的正确饮食，吃饭也需要量力而行，会吃才行。从正确饮食到如何自己处理孩子发烧，我已经深深感受到了正确的观念有多么重要！过去我走了很多弯路，险些把孩子整出问题来，每次想起，如果不是上天垂怜，让我有缘接触了《本能论》以及得到萍姐指导，真不敢想接下来我会面对什么样的悲惨日子，真感到后怕。

现在为什么会出现那么多亚健康的孩子？原因在于：错误的饮食再加上生病后的对抗治疗。明白了问题出在哪里，再看看可怜的孩子，我感到自己有义务和责任去分享我是如何受益的。

每走一步，我就更理解萍姐和其他老师为何每天如此苦口婆心地在群里不厌其烦地重复那些话，只因自己受益，心中有爱，和油然而生的使命感。我不想看到人们再有病无门治，先影响可以影响的部分有缘人。时间一长，郭老讲的那句："天下无医，生民无病"，我认为，有一天一定可以实现！

调理的这一年里，孩子经历了春夏秋冬，很明显，孩子冬天出门时我们再也不用把孩子捂得密不透风以防止孩子感冒。人一旦真的明白了道理，就不会做太多无用功。如果身体内部环境干净了，什么冻到、热到、发烧、咳嗽，被传染流行病，均能很快得到解决。其次就是孩子晚上的睡眠明显改善。调理期间有次我无意中看到了之前给孩子拍的视频里，我对孩子奶奶说，半夜醒来发现孩子好多次是撅着屁股在睡，孩子也有睡不踏实的时候，翻来覆去，头脚颠倒地睡，一晚上拽好多次，这不就是萍姐常说的"胃不和则寝不安"吗？

当我现在真的明白了果因何来时，每当想起《本能论》里倡导的"只给帮助，不给伤害"这句话时，心里就会慢慢放下恐惧，有了很大的安全感。我也真正明白了健康体温一定是小于等于36.5°的意思了。回想起孩子近两次发烧，真的很明显，积食时间短，发烧也更好退，而这一次积食久了，便发烧了整整一周，而高烧前一定持续了一段低烧，这一次真的狠狠教训了我，没有每天量体温，直到今天下午体温才正常，36.5℃，到了今天晚上量体温，量了两次都是35℃，我有点点不安了，问萍姐的同时，我试着去百度搜索相关资料，看里面怎么说。果真因为我现在有了正确认知，才会很好地辨别真伪。经常有人说，孩子体温35℃肯定是孩子身体有问题，建议带孩子到医院检查，或者说是孩子很虚弱，没营养等等一些话。如果一个人没有整体看问题的系统思维，就会被那些话吓个半死。胡思乱想是我特有的毛病，这时候萍姐跟我讲了发烧期间在"只给帮助，不给伤害"的同时，肠道排干净了后，孩子晚上的体温为35℃，是没有任何问题的，这应是孩子最舒服的时候。这个35℃的体温一定是需要建立在身体内部环境最为干净的状态下的，是晚上孩子睡着以后，身体器官也处于休息的状态下，这个温度就是此时身体最适合它的温度！如果不用本能系统九大健康参数来看待身体，那么看见35℃的体温，不管中西医，都会认为孩子不行了，阳气耗尽了。可是，整整一周里我的兜兜就喝液体的能量水，他的精神状态都是好的，所以在系统思维下看待生命有多么重要！线性地单看一个数值，反而把孩子推"沟"里去了。

次日一天三次的体温测量，结果显示体温均为35.7℃左右，这一次我真的意识到了平日量体温的重要性，可以及早发现孩子是否有低烧，也就很好地避免了高烧！！当我们还不能够从孩子的大、小便里发现问题时，就应该多关注孩子的体温，郭院长从体温看问题的这个发现，真的太牛了。我更加明白了换食后认真体悟身体，量体温就是在刻意感知处于什么样的温度时身体才是最舒适的，这是没换食的人根本体会不到的感受。

孩子发烧的一周里体温最高达到40℃，萍姐不断地对我说，让我给孩子开放身体，必须"三通"，汗腺、大便、小便畅通，泡脚捂汗，喝枸杞水、蜂蜜水、合剂、绿豆水，中间三天时间里几乎每两小时拉一次全是咖啡色水状略稠，带腥酸臭味，特黏糊的大便，如果一会没来得及冲，就黏在马桶上，必须刷马桶。回想孩子这段时间的饮食，确实他每顿吃得不少，但孩子这一次发烧，除了睡眠时间多点，精神状态并没有因此特别焉，因为我们远离药物退烧一年了，也代表没有再通过药物去伤害孩子的本能。这一年里孩子只要发烧，退烧的办法就是先断掉有形食物，然后"三通"，补足水分，枸杞水、合剂帮助孩子开放身体，通过排便就可以很好地解决高烧。而强制性退烧解决的是暂时性的温度，就像布洛芬是抑制中枢神经达到的退烧。想想发烧的根本问题在肠道宿便啊，宿便不排即使当下强制退了烧，发烧还会再反复，而问题也只是被压制、掩藏在身体内部。在身体"三通"的情况下，很多毒素就会被排出，病来了，怎么让它走呢？我不跟疾病对着干，而是想办法让其通过大便、小便、汗腺分泌，把它送出去，从而问题也就解决了。我在群里看到郭老说过的一句话：能把简单的问题不复杂处理才是需要真智慧！

孩子发烧的这一周里，其实我也有过担心，不过想起萍姐，再想起前几次如何退烧的过程，我也就不那么担心了。这一周里我确实没给孩子吃有形食物，生病的时候就是身体最虚弱的时候，也是身体最需要休息的时候。在错误的认知里，认为要给孩子加强营养以提高其免疫力来使疾病痊愈，其实对病情而言是雪上加霜，得不偿失。再有营养的东西，身体在生病的时候已经没有能力再去消化、吸收、利用那些营养了。而本能系统医学研究院研发的功能性食品就是解决这一问题的。这些食品在不给身体增加负担的同时，给足身体能量，并帮助身体修复和提高身体功能，快速开放身体排便！其实最难的在于改变观念。一旦观念通了，就都通了，就不会再外求了。孩子发烧，一定不要采用物理降温，不要强制退烧，孩子咳嗽，一定不要去止咳，而是一定要保持"三通"，去排异，补足水分与能量，在此呼吁妈妈们，平时一定先做到注意孩子们的饮食和排便，才能更好地防止孩子生病！

在给孩子调理的这一年里，遇到孩子发烧，我再也没有心惊胆战地带孩子进医院受罪了。学习了《本能论》，对于孩子发烧、咳嗽、感冒的小问题，我们在家里就可以自行解决，不再做伤害孩子本能的傻事。我在此分享我孩子的经历给大家，只希望有缘人看到，千万别走我之前的老路，既折磨了孩子，又使自己痛苦不已。最后感恩郭老，郭老讲："相信有一天，一定会'天下无医，生民无病'。"只有受益过的人才能明白郭老的苦心与大爱。也感谢郭院长的真智慧和对本能系统医学的传承和萍姐的大爱帮助，因为你们，我才真正地走在了对的路上，希望越来越多的人相信并受益于《本能论》，感恩遇见！

分享人：兜兜妈刘艳

2019 年 11 月 21 日

对话节选（见微信截屏图片）：

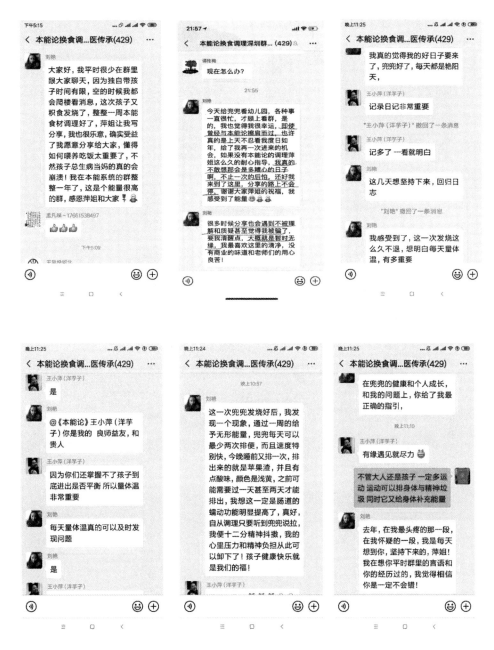

微信截屏图片（6张）

【案例截图分享见公众号"本能系统医学案例库"2019年12月2日文章《智慧妈妈刘艳诊治孩子一次次高烧背后的心路历程》】

案例 15：湿疹调理分享（案例 15 图片 1、案例 15 图片 1、案例 15 图片 3、案例 15 图片 4）

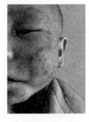
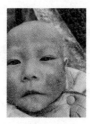
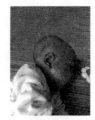
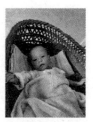

调理前图 1　　　调理前图 2　　　调理前图 3　　　　调理后

对话节选（见微信截屏图片）：

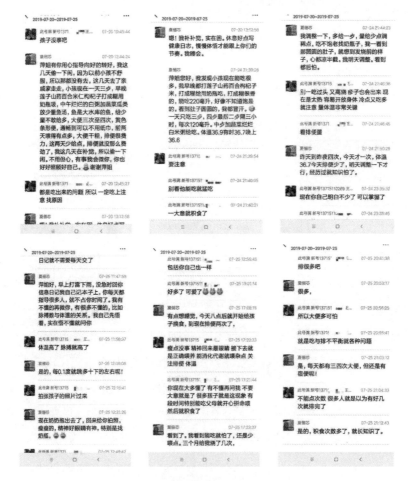

微信截屏图片（6 张）

【案例截图分享见公众号"本能系统医学案例库"2019 年 10 月 19 日文章《宝宝严重的湿疹，换食康复》】

六　相关基本概念、健康档案和健康日记模板

（一）相关基本概念

1. 自身中毒含义

人体对营养物质的消化和吸收有一定的限度，每天摄入的营养物质，经过消化、吸收、利用，食物残渣和代谢废物需要及时排出体外。吃进来的营养物质过多，超出了自身的需求，会给身体带来负担。如果食物残渣和代谢废物不能及时排异，会形成宿食、宿便，部分腐败物质会通过肠道被身体吸收进入血液循环，进入组织脏器，造成全身中毒，让身体产生各种不舒服的表现。

比如蛋白质摄入量过高，多余部分不能被消化，也不能被吸收。这些未被消化的蛋白质和已被消化而未被吸收的氨基酸被肠道菌群分解，发生腐败，形成大量腐败产物胺（酪胺、尸胺、腐胺、组胺及色胺等）。肠道菌群通过腐败作用还产生苯酚、吲哚、甲基吲哚以及硫化氢等物质，这些腐败产物会引起胃肠道功能紊乱并对人体产生毒害。

正常情况下，一部分胺、氨以及其他有毒物质随粪便排出体外，另一部分被吸收进入血液中，经循环到肝脏而被分解，不会发生中毒现象。如果蛋白质摄入量过高，腐败产物量过多，肝脏解毒负荷增加，会给肝脏带来损伤。

过量摄入蛋白质会产生大量代谢废物。这些代谢废物如尿素、肌酐、肌酸和尿酸须经肾脏滤过进入尿中，继而排出体外。由于代谢废物量大，肾脏负担也会加重。如果肾脏负荷长期增加，则会致使功能和结构受损，继而危害生命健康。

2. 内因为主，外因为辅的疾病根源论含义

我们关照自己、爱护自己，在读懂自己生命的过程中，认识到了与生俱来的生命本能。我们拥有完善的防病愈病、保持健康的能力，人类最好的医生是本自具足

的生命本能系统。身体出现障碍时，生命的智慧——本能系统就开始出现免疫力增强、防御力增强，免疫、防御系统就启动了，它是保护生命和完善生命的一种能力。我们应该顺势利导地帮助它，健康就很容易获得。

中医学认为"风、寒、暑、湿、燥、火"六淫致病，现代医学关注细菌、病毒。在帮助无数人收获健康的过程中，我们看到了"内因为主，外因为辅"，疾病的根源在于内因。认识到"内因为主，外因为辅"时，瞬间拨云见日，对疾病根源了解透彻了。

疾病发生的内因是身体内环境垃圾毒素多，肠道的垃圾毒素多。肠道的功能是分清泌浊，把好的营养物质留下，把身体不需要的东西排异出去。如果我们吃进来的营养物质太多了，远远超过了身体的需要时，就会存留在肠道里，而这些营养物质发酵产生的毒素被肠道吸收，进入血液循环，进入脏器组织、体液、组织液以及细胞，出现全身中毒，各种症状就出来了。

我们知道"内因为主"时，观念就通了。不管孩子发烧也好、流感也好，先把自身中毒的"毒源"、垃圾尽快地排异出去，通过"三通"理念，帮助身体二便通、汗腺通，持续保持"三通"，一天之内，甚至十几个小时，发烧、流感就能痊愈。

发高烧了，高代谢、高循环、高分泌，很耗能量，就要通过饮食补充能量，怎么补呢？如果是吃清淡、易消化的食物，脾胃肠道还是会有消化、吸收的负担。这时要补充无形的能量，比如红糖水、蜂蜜水、枸杞水或者果蔬汁，不给脾胃肠道增加负担，不再增加"毒源"。管住嘴巴，管住发酵的来源，不让有形的食物继续往肠道里存留，把原来存的有形的东西排干净了，把身体里的垃圾毒素都排干净了，就能热退身和，症状很快就没有了，一身轻松。《黄帝内经》言之为，"效之信，若风之吹云，明乎若见青天。"效果就像风吹云散，非常快、非常明显。

《黄帝内经》云："正气存内，邪不可干。"正气是什么？如何理解这句话呢？一个人的身体没有垃圾、内环境清洁、干净，病毒、细菌就不找他，因为没有它滋生的环境，而不在于体能、体力有多强。一个人体内要是没有垃圾，即使体能没有别人好，当流感来时他也不感冒。而有的人体质特别好，但是其体内有垃圾存在，他照样感冒。正气就在于身体内环境的清洁、干净，正气是我们生命的智慧。我们有一种非常好的能力，只要身体内环境清洁、干净，身体智慧就会发挥得非常好。

3. "三通"含义（"大三通""小三通"）

我们去帮助别人获得健康时，不管用什么方法，目的都是要开放其身体。中医治病的方法有"汗、吐、下、和、温、清、消、补",如果把这些方法综合在一起,身体该通哪里通哪里,该通汗腺,汗腺开了,该通大便,大便通了,该排身体垃圾、毒素和一些代谢废物,通过身体的完全开放,都排异出来了。这就是我们说的"三通理念"——观念通,二便(大便、小便)通、汗腺通。

"三通理念"首先是观念通,其次是二便通和汗腺通。分"大三通"和"小三通":"大三通"是指观念通、二便通、汗腺通。"小三通"是指大便通、小便通、汗腺通。当一个人观念通了,我们再帮助其身体开放了二便和汗腺,极致开放之后,急性问题就迎刃而解了,特别容易和简单,理应成为生活常识。

4. 九大健康参数是指什么

在人们身体恢复健康的过程中,每天要保持良好的身体状态和心理状态。有好的身体状态了,身体每天向健康的方向前进一点点。一点点的积累,一天天的积累,每一步都走得很稳,每一步都有基础。初看起来,人们觉得恢复健康的过程很慢,而实际上,一个月、两个月、半年、一年,积累下来,身体就会有脱胎换骨的改变,这就是养生的根本要义。"日拱一卒无有尽,功不唐捐终入海",时间长了,再小的进步也会产生价值,这是基本的意义所在。坚持不懈,每天像个卒子一样前进一点点、进步一点点,终会收获健康。

我们在指导他人恢复健康的过程中,总结出一些既能反映身体健康状态,也方便日常观察和测量的健康参数——九大健康参数,这些参数保持好了,就说明身体在逐渐恢复健康,或者表明身体健康保持得很好。九大健康参数的意义在于把恢复健康这个长远目标,变成了每天可以看得到、容易感受到、方便测量的参数。一个人今天做好了,当下就知道自己离健康又近了一步。活在当下,于健康来说,就有了一个每日的参照。每天照一照九大健康参数这个镜子,就知道自己今天的生活是否健康。

九大健康参数:体重、体温、大小便、饮食、心率、血压、血糖、运动、自我感受。

体重:关注体重有两个方面:一是体重本身,过胖、过瘦都不健康;二是近几天体重的变化。现在的体重秤刻度比较精确,几十克的变化都可以检测出来,比如近几天体重突然涨了,这时候就要注意了,往往是身体排异本能出现障碍了,需要回看一下自己的健康日记,看看这几天身体的"三通"状态。特别是对孩子,孩子对自己的不舒服难以准确描述,全靠家长的观察,孩子这几天体重突然增加了,要注意了,这是生病的前兆,及时注意"三通",管住嘴。关注到了,及时处理了,孩子就不生病。"大医治未病"，就这么简单，每天测一测体重，你也可以治未病。

体温： 体温是指用水银体温计测腋下 10 分钟的体温。安静状态下，体温小于等于 36.5 度，这是健康的体温。体温高于 36.5 度说明身体处于高代谢、高循环的状态，说明身体内环境不够清洁、干净，不利于身体各器官组织的功能发挥，身体处于亚健康的状态，急需用高代谢、高循环的状态来尽快排异。体温更高时，就有明显的症状了，就是我们说的生病了、发烧了。特别是孩子，我们遇到过不少父母，说孩子突然就发高烧了。其实孩子在发高烧之前，会有一段时间是低烧，一两天，甚至更长时间，体温高于 36.5，这段时间没发现孩子的问题，或者说不认为是问题，等发烧了才注意到。每天给孩子测测体温，发现低烧了，大小便、汗腺及时通一通，该排的垃圾废物排出去，便不会出现高烧。若你掌握了体温，治未病你又多了一招。

饮食： 如何正确摄入饮食关系到我们的排异本能，关系到我们身体的吸收能力。当身体能力不足，摄入的营养物质超出自身需求时，多余的食物就会伤到身体。饮食摄入最重要的是供需平衡，看我们身体有没有能力去运化摄入的食物，能不能及时、顺畅地把食物的残渣和代谢废物排干净。

大小便： 这是我们说的"小三通"内容，包括大便、小便和汗腺状况。每天大便畅通、小便畅通、汗腺畅通，身体的代谢废物就有正常的排异通路，可以及时排异，垃圾废物不容易积累，身体内环境清洁、干净，人就不容易生病。对大人而言，孩子大小便、出汗情况更是方便观察的一个参数。小便主要观察、记录每天的次数、每次的量，以及颜色深不深。若颜色深、气味重，就知道孩子近几天喝水少了，要多喝水了。大便若每天都非常顺畅，排大便用的时间和排小便差不多，就是一个比较好的状态。如果大便有恶臭，就知道了，高蛋白质饮食摄入过多，消化不了，不能及时排出来，此时要调整饮食了。长期观察、用心做记录，就能体悟到很多智慧。通过调饮食、喝水和户外活动，孩子便不容易生病，从而达到了"大医治未病"的境地。

脉搏： 指 1 分钟之内的脉搏跳动次数，分别以左右手的脉搏在 1 分钟之内的跳动次数来计数。脉搏的次数是身体本能的需要，比如运动时脉搏次数快速上升，以满足其身体对血液和养分的需要，安静下来时脉搏次数又回到较低的水平。这里说的脉搏是指安静状态下的脉搏次数。需要注意两点：一是依次测左右手的 1 分钟的脉搏，当左右手脉搏次数的相差两三次以上，在排除先天性的原因和妇女怀孕的因素之外，说明体内有占位性病变的可能。一个人在逐渐收获健康的过程中，脉搏会随之发生变化，特别快的会慢下来，特别慢的会快起来，最终收获的是健康。快的变标准了，慢的也变标准了。

一个人收获健康之后脉搏数会变得相对比较低。当我们的身体恢复到比较健康时，就会找到脉搏次数的健康参数。一旦人们把这个健康参数读懂、利用好，就能保持自身非常好的健康水平。

血压：维持合理的血压是人体保护自己、完善自己的一种能力，是生命的智慧。血压升高是因为身体某些组织器官在求救："这里血不够用了，养料不够，垃圾也带不走，赶快加大压力，加快循环。"血压高是身体的需要，身体需要这么高的血压才能保证各组织器官的需要。血压的健康参数不是固定的数值，当身体内环境足够清洁、干净，血压会降低，身体以较低的血压就能满足身体的需要了，比我们通常认识的"正常血压"要低。

血糖：维持合理的血糖值是生命的智慧，是生命的一种需要。如果要帮一个人恢复健康，我们需要关注他的血糖。如果一个人高血糖很严重，我们首先通过本能系统医学的功能性食物帮助他实现"三通"，使其身体内环境达到清洁、干净的程度，这时候血糖自然就会下降。在帮助他停掉胰岛素和降糖药的同时，空腹血糖可快速恢复到5.0mmol/L以内。帮助他保持这一水平血糖值，我们观察到一个现象，其身体在不断恢复健康。经过半年到一年，保持早餐前空腹血糖值低于5.0mmol/L，可以看到一个人从衰老态变为年轻态，从肥胖到标准身材，从月经不调到月经非常好，从亚健康到极致健康。这是我们在帮助无数人收获健康的过程中观察到的规律性现象，在这个过程中看到了现象背后的本质。

运动：通过运动把摄入的营养物质消化、吸收、利用掉，再把食物残渣及时干净地排异掉。我们观察过一些优秀运动员，他们每天吃很多有营养的食物，每天运动很多，通过运动，他们不长体重长体能。通过观察运动员的这种状态，能够知道和获得一个运动的健康参数。我们摄入了营养物质，应该是利用营养物质长体能而不是长体重的。体能就是我们与生俱来的免疫能力，维持好这种状态，身体就能保持好健康平衡。

个人感受：个人感受的内容比较多，生理和心理上的各种感觉如舒服、不舒服、难受、疼痛等，都是个人感受的内容。个人感受与身体内环境有密不可分的关系，从表面上看，我们关注的是自身的感受，实质上是通过个人感受关注到身体内环境是否清洁、干净。只要我们身体内环境完全清洁、干净了，保持好内环境的清洁、干净，个人感受中所有的不良表现都会得到缓解乃至于最终完全消失。通过关注个人感受，可以了解自己的身体是如何走向健康的。

九大健康参数的关联：生命是一个系统，不单纯是这九大健康参数。我们从局部看整体，再从整体看局部。九大健康参数之间相互关联，可互相参照。当我们把所有的参数都综合在一起时来看生命，我们便看到一个现象：几乎所有人生病都跟自身中毒有关系。当我们把原理搞清楚了，就是观念通了，再做到二便通、汗腺通，帮助身体开放排异通路，管住嘴巴，经过一段时间后，个人感受会特别舒服，没有任何亚健康表现。体温、体重、饮食、排便、脉搏、血压、血糖、运动都保持在非常理想的健康参数范围内，在这些因素的协同作用下，我们身体的健康状况会非常好。我们通过关注身体每一个细节的健康参数，通过维护好健康参数获得健康平衡。利用这九大健康参数，先做好自己，再帮助身边的人，帮助更多的有缘人，当我们帮助的人越来越多，就能逐渐实现全民健康。

5. "只给帮助，不给伤害"的含义

我们讲"三通"，帮助身体极致开放，通过大便、小便、汗腺排异身体的垃圾毒素，我们是要帮助身体解除障碍，培养排异的能力。我们用"只给帮助，不给伤害"的方法——管住嘴，给身体营养，不给身体负担，快速帮身体开放。当营养供应充足了，废物代谢出去了，血液清洁、干净了，则血液健康了，身体的各种能力于是都得到提升，体力好了，精神也好了。

我们在帮助生命恢复健康时需要考虑身体的能力。有急性问题时，用液体食物，不给脾胃肠道带来任何额外的负担，通过功能性的食物帮助身体提升能力，大便通、小便通、汗腺通都是在身体能力提升的基础上生命本能的自主排异，而不是用泻、利尿、发汗等这一类可能带来伤害的方法。

在日常养生调理时，吃好消化、易吸收的食物，吃帮助身体提升能力的功能性食物，并且管住嘴，身体需要多少就吃多少，做到吃、动、排平衡，不给身体带来额外负担，帮助身体提升能力，帮助身体有一个清洁、干净的内环境。

6. 功能性食品含义

本能系统医学换食养生调理法是在原有的药物治疗基础上发展而来的一种更有利于身体功能恢复的食疗调理方法。本能系统医学药食同源的功能性食品（简称功能性食品）即是这种食疗调理法的重要使用工具，其组成材料全部选用国家规定的药食同源食物，性质温和有效，避免了药物的偏性；其配伍遵循本能系统医学系统思维及"只给帮助，不给伤害"的原则，具有帮助身体系统能力提高和修复的功能性作用。

不同种类的功能性食品在帮助身体的力度大小和侧重点方面有所区别，但其作

用原理一致，均易消化、易吸收利用，不仅可以给身体提供高能量营养，还可以提高和修复循环、分泌、代谢等系统功能，恢复自我调节本能，帮助开放正常排异通路，排出垃圾、毒素、废物，清洁身体内环境，在顺势利导中保护生命，完善生命。

功能性食品在不同情况下的使用方法不同，具体需要在本能系统医学换食指导师的指导帮助下使用，不仅可调理已发生的急慢性问题，也可以"预防性"帮助维持健康状态，是家庭必备的"健康工具箱"。

7. 换食的含义

疾病的根源在于"内因为主，外因为辅"，营养过剩，自身中毒。如何去掉诱因，是自愈的关键。营养过剩了，就需要改变饮食。换掉伤你的食物，吃上帮你的食物，就称之为换食。用功能性的食物，用药食同源的食物，替代原有的食物。用换食的方法帮助身体能力恢复，既要确保身体营养供应，还要减轻身体消化、吸收、利用的负担。吃一些好消化、易吸收的食物，还不能过量。需要多少营养就摄入多少，不给脾胃肠道额外负担。保持大便、小便、汗腺畅通，代谢掉体内积累的垃圾、毒素、废物。帮助身体内环境处于一个清洁、干净的状态，持续下去，就获得健康了。

比如，发高烧时最好是喝液体能量水，像蜂蜜水、糖水、枸杞水，百合、薏苡仁、莲子、山药等煮水取汁，这些既有营养，又是液体的食物。我们用液体食物化解体内有形的垃圾、毒素，通过大便、小便和汗腺，排出我们身体的垃圾、毒素和病理物质。如果感冒了、发烧了等，不管是孩子，还是成人，都可以通过换食来解决。

本能系统医学换食养生调理法，是本能系统医学健康管理体系的重要组成部分，使用本能系统医学药食同源的功能性食品提供给身体能量和动力，不仅供给身体足够的营养能量，同时帮助身体提高循环、代谢、分泌等系统功能，给身体以最小的负担和最大的帮助。能力提高后，身体自主调节逐渐将存在于体内的垃圾、毒素、废物等排出去。这些东西本不属于身体，它会想尽办法排出去，当这些废物存量太多时就会造成严重的自身中毒，身体的各个系统功能都处于受抑制、损伤的状态。换食方法即采用顺势利导的方法帮助身体开放通路，将垃圾、毒素不断排出，随着内环境的逐渐干净，系统功能也逐渐得到提高和修复。另外，我们还要关注一种缺营养的现象，当身体垃圾、毒素积累太多时，细胞、组织、脏器均得不到干净、充足的血液滋养而导致缺营养，缺营养的根本原因在于错误的饮食和吃、动、排不平

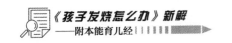
衡。当垃圾、毒素排出时，血液逐渐干净了，可以带着更多的营养能量去滋养局部器官组织，细胞、组织、脏器缺营养的状态也逐步得到改善。

8. 吃、动、排平衡的含义

如今物质极大丰富了，我们的祖先从来没有遇到过这样的好时代。不只是可以填饱肚子，还可以追求各种美味，每天面对各种各样的美食，面对满足自己口味的食物，很容易吃多。

吃多了怎么办？用吃、动、排平衡去衡量，用九大健康参数去衡量。若吃、动、排能平衡，九大健康参数能平衡，就没任何问题。今天我多吃了一些，我就要做运动，把产生的垃圾及时排异出去，体内干净了，就没有问题。

吃、动、排平衡与"三通"保健康，它们之间是密不可分的。吃、动、排平衡的本质是极致"三通"。我们可以通过优秀运动员的状态来看生命，看吃、动、排平衡和"三通"保健康之间的关系。

优秀的运动员每天吃那么多食物，还不长体重。因为他们运动了，把美食消化、吸收、利用了，垃圾糟粕不过夜就排干净了，实现了吃、动、排的动态平衡。摄入的食物被消化、吸收、利用了，转化成了体能，因此其体能非常好。

优秀运动员的心率比普通人慢很多。普通人的心率在 72 次/分钟左右，运动员的心率可以到 50 次/分钟，甚至更低。当我们真正达到身体的健康平衡时，心率会达到优秀运动员的心率水平，笔者把这种状态叫作待机状态。这一状态下，身体保持非常清洁、干净的内环境，肠道里面没有垃圾，身体里面也没有垃圾。持续做到吃、动、排平衡时，心率变慢了，运动员的是 50 次/分钟，普通人也可以达到 50 次/分钟。普通人通过节制饮食和适量运动，和运动员有一个共同表现——吃、动、排平衡。每天吃的食物被消化、吸收、利用完了，垃圾不过夜排干净了。虽然普通人也吃了一些美食，但通过运动，美食也很干净地被消化、吸收、利用完了，垃圾也排干净了。这时我们看到普通人的心率和优秀运动员的心率变成一样了，都是 50 次/分钟。

当我们观察到这个现象之后就知道了，原来我们可以用运动员的运动平衡、健康平衡去衡量每一个人的健康平衡。健康平衡是动态的，吃得少，运动少，吃得多，运动多，若达到平衡了，人就是健康的。

我们的美食观转变成了健康平衡观：每天需要多少就吃多少，把美食作为每天需要的能量来摄入，不过量，而不是每天毫无节制地胡吃海塞。我们要提升生命美好的程度和境界。从美食的享受观，进入享受美好生命的身心智慧生命观。

（二）成人健康档案

档案号_____

记录日期_____年___月___日　　　　　　记录_____　健康助理_____

<h3>客户健康信息档案</h3>

姓名_____地区_____职业_____性别____年龄____电话_____介绍人_____

客户自述_____身高_____cm　体重_____kg　体温____℃　舌象_____

血压 ____/____　血糖____　脉搏　左____　右____　脉象_____

1. **饮食习惯:** 米面□　蔬菜□　水果□　豆制品□　坚果□　干果□　喜好_____
   肉□　蛋□　奶□　鱼海鲜□　油炸食品□　包装食品饮料□　面包蛋糕□　烟□　酒□

2. **健康信息:** 便干□　便稀□　大便频率_____
   先干后稀□　排不净□　痔疮□　腹痛/胀□　里急后重□　慢性肠炎□　肠溃疡/息肉□
   头晕□　头疼□　易患感冒□　慢性鼻炎□咽炎□　咽喉痒痛□　扁桃体红肿/肥大/增生□
   打鼾□　咳嗽（白天□　晚上□）　喘□　痰（清□　浓□）_____
   眼睛干涩疲劳□　视物模糊□　怕强光□　飞蚊症□　耳鸣□　耳聋□
   胸痛□　胸闷气短□　刺痛□　心悸□　心烦易怒□　自汗盗汗□　水肿□　健忘失忆□
   口干□　口苦□　口腔异味□　牙龈出血□　口腔溃疡□
   食欲不振□　恶心□　呕吐□　嗳气□　打嗝□　**胃胀/疼**□　**反胃返酸**（轻　中　重）
   慢性胃炎□　幽门螺杆菌□　胃溃疡/息肉□　萎缩性胃炎□
   失眠□　多梦□　易醒□　嗜睡□　神疲乏力□
   怕冷□　怕热□　寒热往来□　只热不寒□　只寒不热□　体重上升/下降□
   肩/颈/背/腰酸痛□　腰椎突出/增生/滑脱□　手/脚麻木/痛□　抽筋□　骨质增生□
   皮肤瘙痒□　脚气□　湿疹□　红斑□　紫癜□
   尿频□　尿急□　尿痛□　尿不净□　尿失禁□　尿泡沫□　外阴瘙痒□　**起夜次数**_____
   男性　前列腺炎/肥大/增生/钙化□　其他_____
   女性　乳房胀痛□　乳腺增生□　硬块□　痛点□　痛经□　血块□　白带异常□
   　　　月经周期_____—_____天　行经期_____天　经血量_____经血颜色_____
   　　　子宫肌瘤_____cm　卵巢囊肿_____cm　子宫息肉/异位□　停经年龄_____
   其他_____

3. **起居习惯**　入睡时刻_____　起床时刻_____　午睡□　运动时间_____

4. **现在用药**（名称/用量/用法）_____
   _____

5. **曾经用药**_____

6. **病史/传染病史/手术史**_____

7. **其他检查结果**（检查结果拍照）　血生化_____　尿常规_____

健康指导方案:

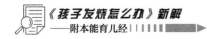

（三）儿童健康档案

儿童健康档案

问诊：_____　　随诊：_____　　调查日期：_____

姓名_____　性别____　出生日期_____　地区_____　家长_____

联系电话_____　主诉病名_____

一、　基本体征

身高____cm 体重___kg 体温___℃ 心率____　脉象_____　舌象_____　面色_____

二、　一般症状

口腔异味□　咽红□　红肿□　化脓□　咽喉痒痛□　咳□　喘□　打呼□

心下痞（脐上□ 脐下□）　扁桃体肥大□　慢性咽炎□　痰□_____

腹痛□　慢性胃炎□　口腔溃疡□　淋巴结节□　慢性鼻炎□　眼睛里有泪□

鼻涕□_____耳朵疼□_____

皮疹□_____小便情况_____

自汗□　盗汗□　疝气□　脱肛□　疳积□　尿床□_____

便秘□　便溏□　大便情况_____

早几天吃的什么，排的什么：

_____

三、　生产情况　顺产□　早产□　难产□　剖□

四、　饮食习惯　蔬菜□　水果□　豆制品□

肉□　蛋□　奶制品□鱼海鲜□　油炸食品□　包装食品饮料□　面包蛋糕□

五、　既往史

现在用药：_____

既往病史：_____

手　术　史：_____

其　　他：_____

六、　检查报告

血常规（重要）_____　其他检查_____

Ver：1612-5

（四）健康日记模板

每日关注自己身体状况细节：

健康日志

姓名：＿＿＿＿＿日期：＿＿月＿＿日

1. 体温：早＿＿午＿＿晚＿＿

2. 左右手一分钟脉搏数（次）：左：＿＿右：＿＿

3. 体重：原始＿＿＿＿千克，现在＿＿＿＿千克

4. 大小便：

5. 饮食细节：早：＿＿＿＿＿＿中：＿＿＿＿＿＿晚：＿＿＿＿＿＿

6. 血压（mmHg）：＿＿／＿＿（调理前：＿＿／＿＿）

7. 血糖：

8. 运动情况：

9. 个人感受：

示例：

每日关注自己身体状况细节：

健康日志

姓名：×××。日期：3月19日。

1. 体温：早35.8℃中午35.5℃晚35.7℃

2. 左右手一分钟脉搏数（次）：左：75右：75

3. 体重：原始67千克，现在55.9千克

4. 大小便：大便2次，软，成形；小便7次，晨尿微黄，其他时间色淡

5. 饮食细节：早上1包参葛饮，中午一包参葛饮，晚上一碗枸杞水，一天喝水约2000毫升。

6. 血压（mmHg）：原始152/114　昨天131/78　今天133/80

7. 血糖：

8. 运动情况：走路6000步，腹式呼吸50个，下蹲100下，腹部艾灸1小时，泡脚微汗。

9. 个人感受：吃了7年的降压药已停第60天，调理后身体一切都在变好！身体轻盈，睡眠好转，夜尿减少了，血压比较稳定，感觉身体毒素少了！牙齿都变白了，头皮屑也没有了，睡觉也不打呼噜了，梳头时头发也不会大把地掉了，头发也不爱出油了，皮肤干净透亮了，脖子上鸡蛋大的甲状腺结节小到指甲盖大小了，乳

腺增生减轻了，左腿小腿部位 6 年不收口、流脓的部位也不流脓了，在慢慢结口子了。舌体变小了，舌面干净了。胃也不胀气了，慢性咽炎减轻了。左侧的颈椎不酸痛了，右侧的肩周炎也减轻了。早上起床后头也不发晕了，腿发沉的感觉没有了，眼睛周围的脂肪颗粒消失了一大半。